名老中医张永洛

学术思想与临床治验荟萃

周 冰　张 翼　张永洛◎主编

中国健康传媒集团

中国医药科技出版社

内容提要

从古到今，中医的著作浩如烟海，但都离不开《内经》的理论指导。两千多年来，中医一直沿着《内经》的原本思维定式发展下来。

张永洛教授的主要学术思想源于《内经》与《周易》。在研读《内经》与《周易》时，发现二者的思维方式与文学艺术的思维方式十分相似，都是形象思维。《周易》的"立象尽意"和中医的"取象比类"都离不开"象"。象者，像也，像就是形象思维。俄国著名文艺批评家别林斯基说："艺术是真理的直接关照，或者是形象的思维。"因为形象思维是一切艺术思维的特征。中医有艺术思维的性质，也有科学的效果。

本书全面阐述了张永洛教授的学术思想和临床经验，希望对中医医师、中医院校师生有所裨益。

图书在版编目（CIP）数据

名老中医张永洛学术思想与临床治验荟萃 / 周冰，张翼，张永洛主编. —北京：中国医药科技出版社，2023.12

ISBN 978-7-5214-4274-8

Ⅰ.①名… Ⅱ.①周… ②张… ③张… Ⅲ.①中医流派—学术思想—思想评论—中国—现代②中医临床—经验—中国—现代 Ⅳ.①R-092②R249.7

中国国家版本馆CIP数据核字（2023）第210490号

美术编辑 陈君杞
版式设计 南博文化

出版	**中国健康传媒集团** | 中国医药科技出版社
地址	北京市海淀区文慧园北路甲 22 号
邮编	100082
电话	发行：010-62227427　邮购：010-62236938
网址	www.cmstp.com
规格	880×1230mm $^1/_{32}$
印张	9 $^7/_8$
字数	219 千字
版次	2023 年 12 月第 1 版
印次	2023 年 12 月第 1 次印刷
印刷	三河市万龙印装有限公司
经销	全国各地新华书店
书号	ISBN 978-7-5214-4274-8
定价	**98.00** 元

获取新书信息、投稿、为图书纠错，请扫码联系我们。

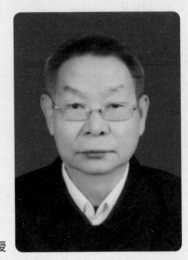

➜ 张永洛教授

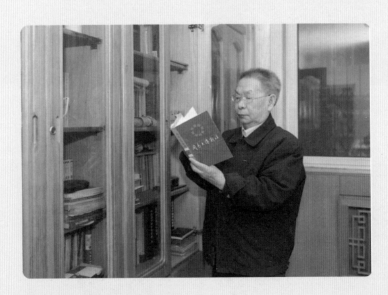

➜ 张永洛教授在书房查阅资料

中西医结合专杂志日本语版

ISSN: 693-5716

中西医結合

The Journal of Chinese Traditional and Western Medicine

1995 VOL.6 NO.4

中西医结合 1995 VOL.6 NO.4   25

参茋四物湯の慢性B型肝炎治療における臨床効果とT細胞サブグループに与える影響

張永洛[1]　岳月娥[1]　李世光[1]　趙廈序[2]

慢性B型肝炎の有効方剤を探索する目的で、最近われわれは参茋四物湯を用い、該疾患者45例を治療したところ、効果は良好であった。また、末梢血T細胞サブグループ及びB細胞に与える影響についても検測した。

資料と方法

45例はすべて外来患者で、1990年全国ウイルス性肝炎会議で修訂した肝炎の診断基準と一致した者である。うち男性27例、女性18例、年齢21～87才、平均34.07±9.41才；罹病期間は1～12年、平均3.53±2.52年であった。45例中、慢性遷延性肝炎29例、慢性活動性肝炎16例である。患者は、異なる程度の消化不良・肝臓区の疼痛；腹部のうっ積腫脹感及び脱力感、心悸等の症状を訴えた。B-エコーでは、31例に肝臓肥大の所見を呈し、肝機能検査でTTT・ZnTTの異常所見を呈する者32例、ALT上昇37例、アルブミンとグロブリンが逆比例を呈する者4例であり、黄疸指数10u以上にある者5例であった。B型肝炎ウイルス血清学標識（ELISA法検測）は；HBsAg・HBeAg・抗-HBcの45例がすべて陽性を示したが、抗-HBs・抗-HBeはいずれも陰性であった。

このほかに健康者32例を対照群とし、うち男性20名、女性12名、年齢20～51才、平均31.94±9.11才であった。性別・年齢は、群相互間におい

て著しい差異なく、可比性がある。対照群については、T細胞サブグループとB細胞のみの検測を行った。

治療と観察方法

治療方法　参茋四物湯（党参・黄茋・生地黄・赤芍・当帰各15g、川芎10g）煎剤1日1剤、3箇月を1クールとして経口投与し、投薬期間中は、その他薬物の投与を停止した。治療前後に臨床・Bエコー及び検査室の検査を行うと同時に、T細胞サブグループとB細胞について検測した。

T細胞サブグループの検測方法　モノクローン抗体関接免疫蛍光検測法を採用した。患者の静脈血1.5～3mlを採取、ヘパリンで抗凝固した後、リンパ球を分離、これを洗浄・計数・4つの試験管に分けて充填した。そしてそれぞれにCD₃・CD₄・CD₈と鼠添存性リンパ球（B）モノクローン抗体（武漢生物製品研究所提供による）を加え、4℃の冷蔵庫に30分間放置した後、3回の洗浄を行う。これにFITCでラベルした家兎抗ラットIgG（武漢生物製品研究所より供給）を加え、さらに4℃の冷蔵庫に30分間放置した後、洗浄・スライドに滴下し、蛍光顕微鏡下で計数を行った。

結果

1. 山西医学院第二附属医院中医科（太原 030001）
2. 山西医学院小児科基実験室

→ 张永洛教授1995年
发表在《中西医结合杂
志 日本语版》的论文

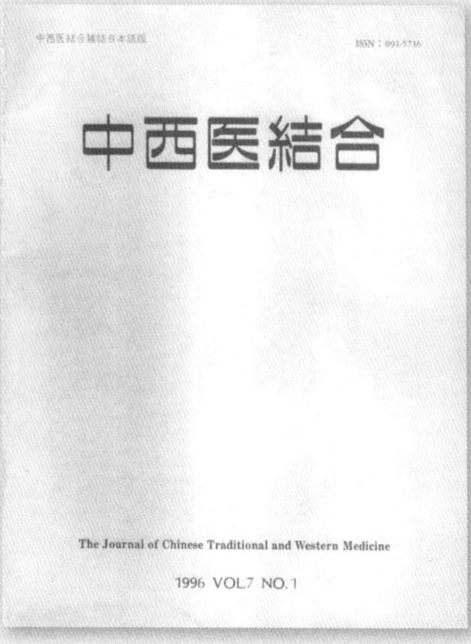

中西医結合雑誌日本語版　　ISSN：091-5716

中西医結合

The Journal of Chinese Traditional and Western Medicine

1996 VOL.7 NO.1

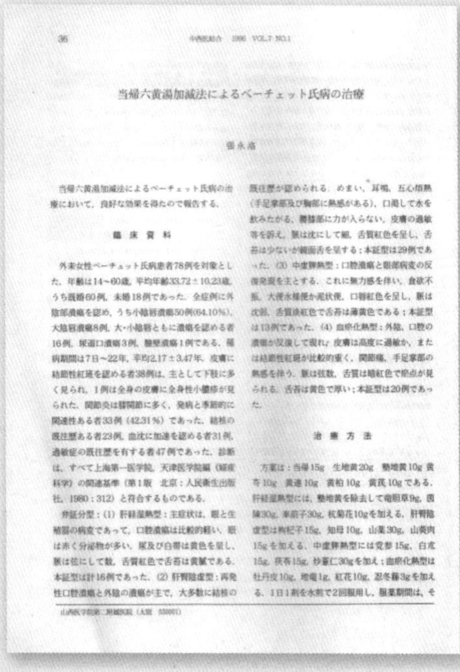

36　　中西医結合　1996　VOL.7 NO.1

当帰六黄湯加減法によるベーチェット氏病の治療

張永洛

当帰六黄湯加減法によるベーチェット氏病の治療において，良好な効果を得たので報告する．

臨床資料

外来女性ベーチェット氏病患者78例を対象とした．年齢は14～60歳，平均年齢33.72±10.23歳，うち既婚60例，未婚18例であった．全症例に外陰部潰瘍を認め，うち小陰唇潰瘍50例(64.10%)，大陰唇潰瘍8例，大・小陰唇ともに潰瘍を認める者16例，尿道口潰瘍3例，膣壁潰瘍1例である．罹病期間は7日～22年，平均2.17±3.47年．皮膚に結節性紅斑を認める者38例は，主として下肢に多く見られ，1例は全身の皮膚に全身性小膿疱が見られた．関節炎は膝関節に多く，発病と季節的に関連性ある者33例（42.31%）であった．結核の既往歴ある者23例，血沈に加速を認める者31例，過敏症の既往歴を有する者47例であった．診断は，すべて上海第一医学院，天津医学院編（婦産科学）の関連基準（第1版　北京：人民衛生出版社，1980：312）と符合するものである．

弁証分型：(1) 肝経湿熱型：主症状は，眼と生殖器の病変であって，口腔潰瘍は比較的軽い．眼は赤く分泌物が多い．尿及び白帯は黄色を呈し，脈は弦にして数，舌質紅色で舌苔は黄膩である．本証型は計16例であった．(2) 肝腎陰虚型：再発性口腔潰瘍と外陰の潰瘍が主で，大多数に結核の既往歴が認められる．めまい，耳鳴，五心煩熱（手足掌部及び胸部に熱感がある），口渇して水を飲みたがる，腰膝部に力が入らない，皮膚の過敏等を訴え，脈は沈にして細，舌質紅色を呈し，舌苔は少ないか鏡面舌を呈する；本証型は29例であった．(3) 中虚脾熱型：口腔潰瘍と眼部病変の反復発現を主とする．これに無力感を伴い，食欲不振，大便水様便か泥状便，口唇紅色を呈し，脈は沈弱，舌質淡紅色で舌苔は薄黄色である；本証型は13例であった．(4) 血瘀化熱型：外陰，口腔の潰瘍が反復して現れ，皮膚は高度に過敏か，または結節性紅斑が比較的重く，関節痛，手足掌部の熱感を伴う．脈は弦数，舌質は暗紅色で瘀点が見られる．舌苔は黄色で厚い；本証型は20例であった．

治療方法

方薬は：当帰15g　生地黄20g　熟地黄10g　黄芩10g　黄連10g　黄柏10g　黄芪10gである．肝経湿熱型には，熟地黄を除去して竜胆草9g，茵陳30g，車前子30g，杭菊花10gを加える．肝腎陰虚型は枸杞子15g，知母10g，山薬30g，山萸肉15gを加える．中虚脾熱型には党参15g，白朮15g，茯苓15g，炒薏仁30gを加え；血瘀化熱型は牡丹皮10g，地竜1g，紅花10g，忍冬藤3gを加える．1日1剤を水煎で2回服用し，服薬期間は，そ

山西医学院第二附属医院（太原　030001）

➔ 张永洛教授1996年发表在《中西医结合杂志 日本语版》的论文

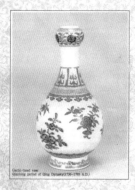

ISSN 0254-6272
CN11 - 2167/R

JTCM 中医杂志 英文版

Journal of Traditional Chinese Medicine　　Vol. 20 No. 4 December 2000

Garlic-head vase
Glazdong period of Qing Dynasty(1736-1795 A.D.)

ISSN 0254-6272

Jointly Sponsored by
CHINA ASSOCIATION OF TRADITIONAL CHINESE MEDICINE AND PHARMACY
CHINA ACADEMY OF TRADITIONAL CHINESE MEDICINE

Journal of Traditional Chinese Medicine 20(4): 293-299, 2000

The Analgesic Action of Semen Coicis on Severe Functional Dysmenorrhea

— A Sequential Trial Observation

Zhang Yonghao 张永浩 [1]　Hou Guangming 侯光明 [1]　Yue Yue'e 岳月娥 [2]
[1] Second Hospital Affiliated to Shanxi Medical University, Taiyuan 030001, Shanxi Province
[2] Department of Pediatrics, Shanxi Medical University

The analgesic effect of Semen Coicis was observed with the sequential trial in 26 cases of severe functional dysmenorrhea. The results showed that the markedly effective rate was 90%, which was much better than that of the control group treated by indomethacin plus subcutaneous injection of atropine (P≤0.01).

Yi Yi Ren (薏苡仁, Semen Coicis) is the dried ripe kernel obtained by removing the hard husk of the fruit and seed coat of Coix lacryma-jobi L. var. mayuen (Roman.) Stapf (Gramineae). Its analgesic action on severe functional dysmenorrhea was observed, with good results so reported in the following.

General Data

All the 26 patients in this series were outpatients of gynecological department of traditional Chinese medicine. Their age ranged from 15 years to 27 years, averaging 19.63±4.72 years. The duration of disease was from 1 year to 8 years, with an average of 2.57±1.72 years.

Criteria for Diagnosis and Therapeutic Effectiveness

The patient, who suffers from severe and intolerable hypogastralgia with cold sweat, pale complexion, cold limbs, vomiting, diarrhea even faint before, after or during menstrual period with exclusion of organic disease, is diagnosed as having severe functional dysmenorrhea.

It is regarded as marked effectiveness that hypogastralgia disappears or it is obviously relieved with disappearance of other symptoms after treatment, otherwise regarded as ineffectiveness.

Therapeutic Methods

The patients in the treatment group took orally Yi Yi Ren Tang (薏苡仁汤 Decoction of Semen Coicis). 100 g of Semen Coicis was washed clean and cooked with an appropriate amount of water into a thin soup, namely Yi Yi Ren Tang. The patients took Yi Yi Ren Tang, q.d. from 3 days before menstruation to disappearance of pain in this menstrual period.

➡️ 张永洛教授2000年发表在《中医杂志英文版》的论文

补肾壮骨汤治疗骨质增生的疗效观察

　　030001　山西医学院附属二院　　　　张永洛

　　提要：本组资料用自拟中药煎剂"补肾壮骨汤"治疗骨质增生103例。方中13味药经实验研究证明有促进或增强肾上腺皮质功能的作用，而且具有补肾壮骨、健脾益气、通阳利湿祛风通络的功效。103例中，颈椎病41例，有效率92.68%；腰椎增生32例，有效率88%；增生性膝关节炎30例，有效率60.00%；总有效率80.58%。颈椎病与膝关节增生的有效率显著高于增生性膝关节炎（p<0.01、0.05），颈椎病与腰椎增生有效率无显著意义（p>0.04）。

　　关键词：补肾壮骨汤　骨质增生　疗效

　　近年来，我们运用自拟的"补肾壮骨汤"煎剂治疗骨质增生病获得较满意，现报道如下。

　　一、临床资料

　　1、一般情况：本组103例均为门诊患者，其中颈椎病41例，腰椎增生32例，增生性膝关节炎30例。男57例，女46例，年龄48—69岁，平均58.61±8.83岁。病程6个月—14年平均5.15±3.09年。

半夏天麻白术汤治疗癫痫的治床疗效观察

　　030001　山西医学院第二附属医院中医科　　　张永洛

　　山西医学院儿科学教研室　张月娥　李晓光　赵俊萍

　　山西省职业病医院　　　　　　　　　温广区

　　提要：本组癫痫101例用李东垣的"半夏天麻白术汤"治疗癫痫101例效果较好。总效率46.34%，有效率33.71%，效差者占14.30%，无效者占14.63%，更有效者85.37%。对治疗前后以及治前前后正常健康人都作了T细胞亚群与B细胞介素2受体（IL—2R）的观察，结果显示：癫痫患者外周血的T细胞亚群CD3、CD4、CD8的百分率均低于正常人温着不满，而B细胞介素2受体的百分率则较正常人温着升高。经治疗后CD3、CD4的百分率亦显著回升，B细胞介素2受体百分率亦显著下降，且与正常人比例均有显著意义，仍未恢复到正常水平。

　　主题词：半夏天麻白术汤　癫痫　T细胞亚群　B细胞介素2受体

　　近年来，我们采用"半夏天麻白术汤"治疗癫痫疗效颇佳较满意，对每例患者均做了T细

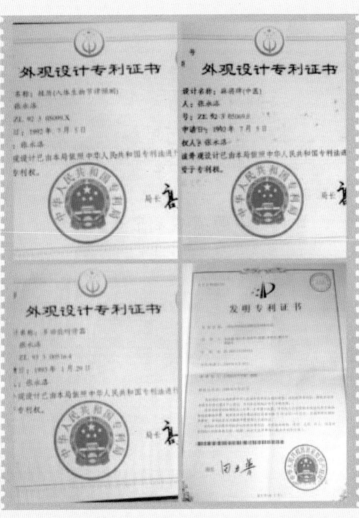

▶ 张永洛教授专利证书

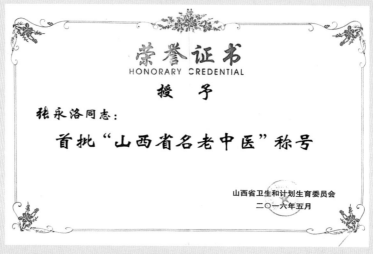

荣誉证书
HONORARY CREDENTIAL

授　予

张永洛同志：

首批"山西省名老中医"称号

山西省卫生和计划生育委员会
二〇一六年五月

➡ 张永洛教授"山西省名老中医"证书

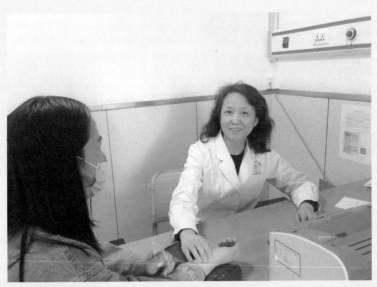

➡ 主编周冰工作照

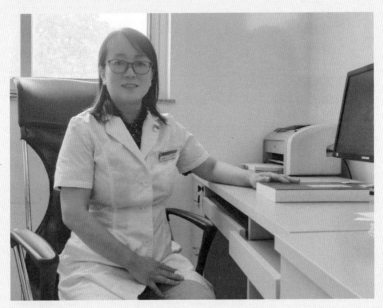

➡ 主编张翼工作照

|作者简介|

　　张永洛，男，1942年生，山西省沁县人，山西医科大学第二临床医学院中医科教授、主任医师、硕士研究生导师、中西医结合妇科学科带头人。1965年毕业于山西医学院的临床本科专业。1971~1972年在山西省卫生厅主办的西学中班脱产系统学习中医1年。1978年考入山西医学院研究生班，攻读中西医结合妇产科专业，并获得医学硕士学位，成为曾受到周总理接见的全国知名妇产科专家于载畿教授的首位硕士研究生，之后一直从事中西医结合妇科临床工作。1995年晋升为中医学教授，在山西医科大学第二医院首次建立中西医结合硕士研究生培养基地并担任硕士研究生导师，培养研究生30余名。他教学认真、善用形象思维、善用比喻手段，使本来很枯燥的理论内容，变的形象生动，通俗易懂，颇受学生喜爱。2016

年，被山西省卫生和计划生育委员会评为"首批山西省名老中医"。2020年获批山西省中医药管理处省级名中医传承工作室建设项目《张永洛省级名中医传承工作室》。

张永洛教授精通中西医理论，临床经验丰富，致力于为病人服务。在临床实践中，他看重疗效、提倡创新，为患者诊治多能取得显著的疗效。求医的患者很多，张永洛教授都细心诊治，为广大患者解除病痛，赢得患者一致好评。患者不仅来自省内，还有慕名而来的外省及外籍人士，除了妇科患者，还有其他内科疑难杂症患者。在治疗子宫内膜异位症、多囊卵巢综合征、盆腔淤血综合征、卵巢早衰、白塞病及更年期综合征等疑难病症方面，他摸索出一套独特的方法，疗效显著。自拟方的院内制剂"坤血康胶囊""多囊平胶囊"疗效显著，取得良好的社会效益。张永洛教授从医以来，受到患者的广泛赞誉，在妇科领域中具有一定的社会影响力。

张永洛教授研读古籍，博览群书，除本专业领域外，还涉猎文学艺术、美术、音乐、哲学、逻辑学和人类学等学科。在前人研究的基础上，他从不同的角度对中医经典著作深入研究，系统分析归纳，形成了独到的理论见解，充实了中医理论体系的研究，对《内经》《伤寒论》《金匮要略》等经典的研究都有论文发表。发表学术思想和临床研究论文50余篇。所发表的论文《当归六黄汤治疗白塞氏病的疗效分析》与《参芪四物汤治疗慢性乙型肝炎临床疗效与T细胞亚群观察》被中日合办的国际期刊《中西医结合》杂志译成日文版转载发表。在《中医杂志》发表的《薏苡仁汤对重度功能性痛经镇痛作用的序贯实验观察》被翻译成英文版国外发行。

张永洛教授主持《新生儿体重与宇宙阴阳节律》《我省医学发展战略与中医信息资源—加速中医现代化与中医国际化的战略措施》等多项科研项目，其中的省级科研项目《新生儿体重与宇宙阴阳节律》，省科委专家评为国内领先水平。上海科学技术出版社出版陶御风等人的《妇科调经要旨》一书中收录了他的用坤宁汤治疗子宫出血的经验；人民卫生出版社沈丕安出版的《现代中医免疫病学》引用了他的当归六黄汤加减治疗白塞病的经验；中国中医药出版社出版的丛林主编的《基层中医治疗疑难病症经验荟萃》一书中收录了他的中医治疗白塞病的经验；由中国中医药出版社出版的《中西医结合内科新论》张老也是编写人之一。

张永洛教授还获批四项国家专利：中医麻将牌、生物节律预测挂历、多功能听诊器三项外观设计专利，由张老自拟方与本院制剂室张京平主任团队合作的坤血康胶囊获得了国家发明专利。

张永洛教授从医五十余年，全身心投入中西医结合的研究，积累了丰富的临床经验，不论在学术理论上还是临床实践上均有较深的心得体会，为中医药的传承和发展做出了积极的贡献。

张永洛教授的主要学术思想源于《内经》与《周易》。在研读《内经》与《周易》时，发现二者的思维方式与文学艺术的思维方式十分相似，都是形象思维。《周易》的"立象尽意"和中医的"取象比类"都离不开"象"。象者，像也，像就是形象思维。俄国著名文艺批评家别林斯基说："艺术是真理的直接关照，或者是形象的思维。"张永洛教授认为中医的学科性质若以思维方式来定，是一门艺术学科。因为形象思维是一切艺术思维的特征。中医有艺术思维的性质，也有科学的效果。因为中医把科学的理性概念通过形象思维体现出来，所以它是中国的古代科学，这也解释了中医几千年为何经久不衰的奥秘。因为科学是以新代旧，层出不穷，而艺术注重是积累，重视传承；科学是推陈出新，而艺术是新陈并存。《内经》把客观认识都融合到形象思维中去了，又以中药作为《内经》理论的载体。

在上述学术思想的主导下，临床上张永洛教授注重"取象比类"。四诊中注重望诊：望面相、舌象、体象、手象。分析病机时注重藏象。诊断时注重两个坐标的交叉：西医在纵的方面研究深入，中医在横的方面整合较全。张永洛教授将现代医学成果整合融入到中医的形象思维中去。西医好比纵坐标，中医好比横坐标，在两个坐标的交叉点上再辨证论治就能收到更好的疗效。治则上注重补肾，受张景岳和弗洛伊德的影响，认为肾与性是人类生命过程与生命现象的原动力。拟方用药时注重"和"，中医是"中和之医"，使用温、清、消、补等法时不要太过，以体现太极图的阴阳平衡思想。

张永洛教授研读古籍，博览群书，不论在学术理论还是临床实践上，均有较深的心得体会。全书集张永洛教授学术思想及临床研究论文重新整理汇编成册，由上篇学术思想和下篇临床理论与治疗经验组成，分为五章。上篇分为两章，包括学术思想，中医药现代化。下篇分为三章，包括临床理论研究、妇产科疾病诊治经验及内科疾病诊治经验。

本书全面阐述了张永洛教授的学术思想和临床经验，希望对中医医师、中医院校师生有所裨益。限于编者水平有限，文中不足之处在所难免，敬请读者不吝赐教。

本书依托山西省名中医传承工作室建设项目，传承中不断整理完善学术思想及临床经验，编撰过程中得到山西省中医药管理局的大力支持，在此特致衷心谢意！

编者

目录

名老中医张永洛学术思想与临床治验荟萃

下篇　**临床理论与治疗经验**

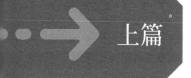

上篇　学术思想

第一章
中医是用形象思维表达科学理念的艺术

第一节　中医看病为什么要复古尊经

在祖国古老的传统文化宝库中，中医学是一颗璀璨的明珠。在几千年历史发展的长河中，中医对中华民族的繁衍昌盛和人民的身体健康做出了巨大的贡献，直到现在，她仍具有强大的生命力，继续护卫着人民的健康。

从古到今，中医的著作浩如烟海，但都离不开《内经》的理论指导。总而言之，中医著作万变不离其宗。由于医生的主观认识不同，临床经验各异，历史上曾出现过不少著名的中医名家，如华佗、张仲景、孙思邈等。他们的名方称为经方，一直流传至今，仍有卓越的疗效，广为应用。

一、中医的天人合一与艺术的关系

从《内经》的特点看，《内经》成书于几千多年以前，其

核心思维是"天人合一"，或称为"天人相应"。它把天地之间比作大宇宙，把人比作小宇宙，用变化极其缓慢似乎亘古不变的自然现象和肉眼能看到的物理变化去解释人体的生理病理现象及其他生命现象。古人利用了极值原理把宇宙间的万事万物高度概括为"阴阳"二字，又用"金、木、水、火、土"五行学说之相生相克的原理，去阐明阴阳变化的物质基础。《内经》把"天"和"人"紧紧扭合在一起，即"天人合一"。正如马克思所说的"自然的人化"或"人化的自然"。《内经》的核心思想是"天人合一"，但古人是用什么方法把人和天扭合在一起呢？是"象"。象者，像也。《易经》曰："圣人立象以尽意"，《内经》也用了"取象比类"和"藏象"等术语去表达思想。象的核心是意象，是形象思维的核心。而形象思维是艺术思维的特征。《内经》通过象征、比喻等艺术手法和相似论的手段，把事物的相似性当作事物的真实性。艺术是用形象来反映现实，但比现实有典型性的社会意识形态。从这个意义上说中医具有艺术的品质。

科学是反映自然、社会、思维等的客观规律的分科的知识体系，几千年前古人认为用阴阳五行能反映自然、社会、思维等的客观规律，所以说中医学是一门古代科学。因为中医能够治病，认识事物是物我同一的，是对"对象"的整体领悟，而现代科学的认识是物我分离的，是对"对象"肢解后的推论，所以中医不是现代科学。现代科学是可以超越国界的，正如数学、物理学、化学等在哪个国家都一样，你听说过美国数学、中国物理学吗？现代科学是不需要冠以地域名称的，但中医药学必须冠予地域名称。艺术认识离不开人的主体观念。

所以构成中医理论的基本概念几乎都是客观属性的主观表现。"天人合一"就是物我不分，物我同一，这是艺术结构的一种形式。艺术是在本质与现象的统一中去反映现实，是个性与共性的统一，普遍性与特殊性的统一。这些特点，正符合中医认识事物的方法。所以中医具有艺术的性质。虽然中医是一种艺术，但它能够治病，这是为什么呢？因为中医用的是形象思维，这是老祖宗《内经》传下来的。所以中医是艺术的形体，内涵是中药的药性与科学理念，所以能够治病。正如建筑艺术一样，是造型艺术的形体，内涵是物理学中的力学和材料学，所以你住再高的楼房也不会坍塌下来。文学艺术是带感情的形象思维，以情感人；而中医与建筑艺术是带理性的形象思维。

二、中医看病必须复古尊经

可以说，没有中药就没有中医。但脱离开《内经》理论的植物、矿物、虫药、花卉等就不是中药了。中药是《内经》理论的载体，是能够看得见、摸得着、闻得出的具体实物，也具有形象思维的特征，所以中药也是一种艺术品。中药的药性都来之不易，是几千年以来劳动人民从亲身体验中得出来的。所以，《神农本草经》与《本草纲目》等中医经典都具有极高的医学价值。

《内经》理论不仅与时俱进，而且是超越时空的，只要天地存在，它就存在，几千年以来《内经》的发展延续，都是通过艺术的发展方式传承下来的。《内经》理论不受时间的限制，过去是传承，现在也是传承，将来还得传承。"传承"不正说明了中医是艺术而不是现代意义上的科学吗？《内经》理论也不受空间的限制，谁能说出几千年以前的天地阴阳与现在的天地阴阳有什么不同，谁能说出几千年以前的金、木、水、火、土与现在的金、木、水、火、土有什么不同？谁能说出古代的风、寒、暑、湿、燥、火与现代的风、寒、暑、湿、燥、火有何不同？古代人类的喜、怒、忧、思、悲、惊、恐与现代人的七情有何不同？当然，微小的不同是有的，因为任何事物都是在发展变化的，但中医是宏观医学，微观世界的大门它是进不去的，微观世界的变化是看不到的。

艺术认识事物是对客观对象直接的感受和领悟，具有直觉性、个别性的特点。所以对同一个病人看病，两个医生的辨证用药就不一定相同，正如前面所述，中医看病，几乎都是客观属性的主观表现。科学运用的是抽象思维，是理性的思维，有严密的逻辑构架，而艺术运用的形象思维，允许有非逻辑参与。科学可以超越国界，艺术则带有浓重的民族色彩。艺术注重原本思维定式，而科学则是前瞻性思维，是向前看的，新的东西要取代旧的，而中医则是回顾性向后看的，传承本身就说明了是向后看，后人在前人的成就中反复挖掘、精耕细作。因为中医是一种能够治病的特殊艺术，几千年来，就一直沿着《内经》的原本思维定式发展下来。科学是以新代旧，艺术则是新陈并存，因此中医看病就必须复古尊经。

第二节　中医的性质及学科归类

对中医性质的认识与学科归类的研究，涉及发展中医的决策和研究方向。目前普遍认为把中医归入自然科学范畴是不合理的，列入社会科学、边缘科学、应用科学与人体科学亦欠妥。中医的性质与学科归类和西医不同，二者不能相提并论。因为中医的思维方式是形象思维，主体性质是艺术而不是科学，所以应像建筑学那样归入艺术学科。

一、中西医的差别

中医和西医，在许多层次上都有很大不同。然而，人们在研究医学的性质及其在各学科中的定位时，往往将中医和西医相提并论、混为一谈。而且用西医的性质掩盖了中医的性质，以西医的特点代替了整个医学特点。因此，中医的特点长期以来得不到充分认识，造成不识庐山真面目的局面。对于中医性质的认识及在各学科中的恰当归属，乃是当前中医面临的一个大问题。它涉及对发展中医的决策的制订与研究方向的恰当与否，这不仅具有深远的战略意义，而且具有现实的意义，如中医诊断规范化是否合理，中医向定量方面发展是否符合中医特色等等。

中医和西医有共同点，但二者的差异是主要的，这种差异正是中医特有的性质决定的。我们研究每一种物质的运动形式或对象，除了应注意它和其他运动形式的共同点外，更重要的是注意它的特点。"如果不研究矛盾的特殊性，就无从确定一事物不同于他事物的特殊本质。就无从发现事物运动发展的特殊原因，或特殊根据，也就无从辨别事物，无从区分科学研究的领域。"但是，对于中医特点的认识，仅仅停留在"整体观念"、"辨证论治"或"阴阳五行"等上面是远远不够的，就是用系统论、控制论、信息论、耗散结构与泛系理论或在分子水平上用实验的手段以微观对照宏观去研究中医，其方向亦是有偏差的。用这些研究方法无异于用数学的方法或从材料学角度去研究维纳斯，对发展中医的帮助是有限的，其原因就是远离了中医的学科性质。

二、中医学科性质

（一）中医学科性质的困惑

长期以来，大多数人习惯地把医学归列为自然科学，中医也不例外。一些权威性的书籍如《辞海》也认为医学是"研究人类生命过程以及同疾病作斗争的一门科学体系，属于自然科学范畴。"这种归类连西医也感到武断，更不用说中医了。另有学者把医学看成是社会科学。著名医学史家西格里斯曾多次重复："医学与其说是一门自然科学，不如说是一门社会科学。"这种看法亦有偏颇。因而有的学者认为"医学是自然科学和社会科学的综合。"亦有人把医学列入边缘科学，认为"医学也不是纯粹的自然科学而是两大科学门类（自然科学和社会科学）相结合的科学"。这种观点似乎全面，但亦难以概括医学的全部性质。所以，有的学者把医学列入应用科学范畴。对于西医来说，这些看法都有道理。但对中医来说就未必是正确的了。因为上述看法都认为医学是一门"科学"，而仅用"科学"的特点来衡量中医，则是距之甚远。把它们看作是"现代科学技术体系中的一个大部门"似乎不太妥当。因为愈是神秘的超越理性的东西，就愈远离科学而接近艺术。我们不能因为中医能防治疾病，就非得将它列入科学范畴不可。因为能防治疾病的手段不一定都是科学。某些艺术亦可以防治疾病，如音乐、舞蹈，还有人说书法绘画亦可以使人延年益寿。在某种意义上来说，建筑亦能防治疾病，但它们都是艺术而不是科学。

多少年来，不少人指责中医尊经复古，封闭落后。有的说中医具有凝固性，有的说中医的脏腑经络是伪实体，有的说中医是曲折地反映人体生理病理规律的等等。对于中医的特点，众说纷纭，莫衷一是。因为这些说法都是囿于"科学"的角度去观察中医，由于视角不对，得出的结论就会有偏差。有的学者提到中西医的隔阂主要是东西方文化的差异造成的，这话颇有部分道理，因为主要不是文化的东西方之别，而是文化的学科性质不同形成的。从文化的分类来看，西医属于科学文化，中医则属于人文文化。在人类发展的过程中，两种文化像两条大河，时而汇合、时而各奔东西，二者之间虽然有内在联系可互相促进，亦有各自独特的特点而不能混淆。这两种文化在思维方式上有显著差异。科学文化主要运用的是抽象的理性思维方式，并善于运用实验的方法来达到其目的。人文文化则主要运用形象的感性思维方式，善于运用过去的经验与想象等来判断现在与预测未来。科学文化总是在不断地修正或否定前人的结论，以新代旧，层出不穷，因而发展较快。而人文文化相对地发展比较迟缓，它注重的是积累而不是否定，所以，一部经典著作，一件珍贵的艺术品，不会因为年代的久远而失去光辉。

(二) 中医的艺术性质

在人文文化中，中医更接近艺术。艺术的特征是什么？"艺术是对客观现实的反映，是审美意识的表现，并且是一种集中化了的和物质形态化了的表现"。中医是以自然界的种种现象去反映人体的功能状态，并以具体的形象思维体现了自然美与人体美，以阴阳五行、脏腑经络等理论辨证论治，集中地体现了人与自然的关系。艺术是直观的，科学是抽象的。中医是通过具体的、直观的形象去反映事理，而不用抽象的概念去说明。"艺术作品跟科学著作在内容上的区别，首先就在于科学著作透过现象而且舍弃现象去反映客观事物的本质；艺术作品则在事物的本质与现象的统一中反映现实。所以艺术作品的内容的显著特征是具体性，即本质与现象的统一，普遍性与个性的统一。"我们以此去看《内经》及中医的其他著作，不都是在现象与本质的统一中来反映人体的功能状态的吗？

关于中医的思维方法，不少学者发表过看法，认为中医是形象思维。郭平清认为"阴阳五行，八纲辨证，脏腑辨证，药性理论以及中医理论的其他方面，主要应用的还是形象思维的方法。"形象思维，是一切艺术思维的特征，我们不能认为中医的形象思维中没有塑造人物、没有感情色彩就否认其艺术特征而将中医拒之艺术殿堂门外。艺术的种类不同，其各自的特点亦异，不能一提艺术，就与文艺作品相比。建筑是比较熟知的一种艺术，但它有人物形象吗？有感情色彩吗？或许有人说，中医理论中有许多哲学概念，天文学知识，地理知识等，不能算作艺术。但问题是，看一个学科的性质，主要是看它的思维方式是什么。不能单以其内容来判断，应以与内容相统一的形式来衡量。中医理论中尽管包括的内容很多，但它都是通过形象来反映的。正如建筑艺术亦离不开力学原理、材料学等知识，但它们必须通过房屋造形才能反映出来。例如画家可以画出许多不同题材的画，但不能因题材不同而否定了绘画的艺术性质。大理石、玉石、金属、石膏等不同物质都可以用来雕塑，虽然物质不同，但只要塑造出形象来，就是艺术。中医很相似于建筑，二者都具有实用性与艺术性。

科学的发展离不开它所使用的工具，尤其是应用科学更是如此。它必须吸收其他学科先进的科学技术来发展自己，所以科学技术的相互渗透是二十世纪科学发展的主要动力。艺术则不然。多少年来，不少人想利用现代科学技术来改造中医，使之同化，或者让中医拿起这些新式武器，但结果怎样呢？其原因就是因为中医是艺术而不是科学。因为艺术本身就具有相对的永恒性，它不像科学技术那样不断更新换代才能发展下去。所以言必《内经》，治必《本草》的尊经思想正是中医的艺术性质所决定了的，埋怨它落后、复古是由于不懂得它的艺术特征造成的。科学家可以在前人达到的最高成就上起步，他可以爬得更高，正如牛顿所说，他之所以能取得那样大的成就，是因为他站在巨人的肩上之故。而艺术则不然，艺术成就象平地上的一座座高峰，你可以攀登高峰中的任何一座，并达到顶点，但却不能继续登高，因为每个艺术家的个性气质不同，主体观念不同，你只得回到平地重新开始，建立自己的高峰。此外，科学是超越国度的，一个公式一个定律，不会因地方的不同而发生改变。而艺术则有浓重的地方与民族色彩。中医之所以被称为"国粹"，正是其地方与民族色彩赋予的。但这并不是说，艺术不能迈出国界。只是二者的思维方式不同。鲁迅曾说："有地方色彩的，倒容易成为世界的，即为别国所注意。"科学是以普遍性、必然性表达事物的客观规律的，艺术则是通过偶然来反映必然。

三、中医思维与"变形艺术"

（一）取类比象

在艺术领域中，中医属于变形艺术。何谓变形呢？所谓变形，就是在进行艺术表现时，不客观地忠实于实在，而是以事物的变形态去反映真实态。中国画的写意画，西方的现代派艺术，文学作品中的神话、童话故事等等都是变形艺术。中医理论在天人相应思想的影响下，把人体比作一个小宇宙，整个大宇宙就是人体这个小宇宙的变形态。因此反映自然现象的一些名词术语就与人体的生理病理等功能状态有了内在联系。如风是自然界的一种物理现象，但它用在人体则表示抽搐、搔痒、游走性疼痛等。因此，要变形，就必须运用"象征"。象征是什么呢？著名心理学家荣格说："我们所称为象征的，是术语、名称，甚至图形。它们在日常生活中可能司空见惯，然而除了一般的、显而易见的含义之外，还必须具有某种特殊的含义、某种模糊的、不为人知的、隐藏着的含义。"他又说："当一个字或形象超出一般的、直接的、含义的，它便具有象征性。它具有一种从未精确规定过的、从未透彻解释过的、更加广阔的'无意识'特征。"中医理论中的阴、阳、风、寒、暑、湿、燥、火、金、木、水、火、土、虚、实、东、西、南、北、中等字词或形象，都超出了它本身的直接含义，就是心、肝、脾、肺、肾等脏腑经络的含义亦具有不确定性，它同一些简单的解剖概念如皮毛、筋肉、骨、血、脑髓等的含义都与表示自然现象的名词术语之概念融为一体，所以反映自然现象的一些概念就成了人体某一生理病理过程的象征物。如寒是收缩的象征，风是抽搐的象征，火是心的象征，南方、赤色又象征着火，同时亦可象征着心，而心则是表示某些症状体征的症候群。在这里，心代表了自然界的某些信息，同时亦代表了人体某种功能状态的信息，所以在某种意义上来说，心亦具有象征性的内涵，它亦是体内真实态的变形态，因而与西医解剖学上的心有显著的错位。

（二）辨证施治

中医的辨证施治过程，也就是运用象征术的过程。它很相似于西方现代派艺术中的抽象派绘画。一个"证"，如果用绘画来表示，它就是一幅典型的现代派画：画面中可以有金木水火土，可以有心肝脾肺肾，可以有青黄赤白黑，还可有喜怒忧思悲恐惊、东西南北中、日月阴阳……。当然，不一定这些内容都有，因证的不同，内容的多少不同，排列组合也不同。辨证过程亦就是运用象征物之间的相互关系来确定与判断人体的功能状态。因此辨证又具有变异性与不稳定性。由于时间、地点及其他条件的不同，即使是同一个人、同一种病，得出的辨证结果也不可能完全相同。西医的诊断则不一样，不管是哪个医院、哪个医生，对于同一个病得出的诊断结论应是完全一致的，否则，就是某个环节上出了差错。中医辨证的这种不稳定性，主要有两个原因：一是象征具有两个重要特征即它的"开放性和对变化着的环境的适应性。"二是艺术本身着重反映的是人的主体观念。科学是可以重复的，如果不能重复就不能成为科学理论，而艺术则强调的是独创。中医在辨证时要发挥创造性的想象力，正如现代派艺术让观众在画面上发挥想象力一样。由于医生的辨证不同，得出的结论亦异。所以有些老中医经验心中了了，纸上难明，就是这个道理。同病异治，异病同治，亦与这个道理有关，所以中医注重个案总结，而不作群体分析归纳。每个个案都是一件艺术品。有人提倡中医诊断要规范化，给某个证规定上几条框框，这是不符合中医艺术特征的。

四、中医的发展

人的主观感觉本身是模糊的，所以中医的形象思维又具有模糊性。它同文学艺术一样，运用的都是模糊语言。但是，这种看来模糊而不精确的语言，文艺作品用它却能精确地反映社会生活的本质与人生的真谛，中医用它却能准确地反映人与自然的关系。所以一个证的实质很相似于文艺作品的主题与意境，用模糊语言才能准确表达，用精确的语言反而表达不准确。因为艺术不用实打实的手法，过实的表述反而会失去艺术价值。模糊修辞中有许多未定点与空白点，可以使人发挥无穷的想象力去发现许多未知的东西。如果将中医定量化，势必会影响到中医辨证的准确性而失去中医特色。目前，对中医理论与证的实质的研究，都是用现代医学的结构概念去对照与验证中医理论。如肾本质就是西医的什么，阴阳在分子水平上是什么，如果这样将中医理论逐一对照注释，将中医的概念都包括在西医体系里面，也就是用现代人的语言阐明了中医的所以然，中医的唯象理论就变成唯理理论了。这样的角度对应出来的"本质"，它们之间还具有原中医理论的相互关系吗？如何去阐述阴阳与五脏五行的关系，五脏之间的生克关系呢？如果有人认为这种方法是中西结合、中医现代化的主要途径的话，那其结果是可以想象的。所以，如此结合是不恰当的，中西医结合宜回归到二者的性质特点上来，即从艺术与科学的维度上去考虑。

艺术与科学之间没有不可逾越的鸿沟，甚至二者具有共同的基础。中医在某些方面带有科学的倾向，西医在某些方面，如诊断思维中，也有一些艺术的特点。中世纪欧洲学者习惯于把音乐、诗歌、天文学、医学、建筑等统称为"九艺"；美国现代著名医学家奥斯勒说："医学是一门不确定的科学与概然性的艺术"。当代学者也有认为"医学是科学，艺术和善的三合一，是真善美的统一。"但是，西医在艺术方面的特点处于极次要的地位，而科学的特点是主要的。中医的科学倾向是次要的，艺术思维方式却形成了中医的主体特征。"事物的性质，主要是由取得支配地位的矛盾的主要方面所规定的"，所以西医应归于科学范畴，中医则应归于艺术。科学与艺术毕竟是两类区别较大的学科，充分认识各自的特点，才有利于各自的发展、才能真正地结合起来，正如福楼拜所言："艺术和科学总在山顶重逢。

（原载《中医药学报》1992年第5期）

第三节 从《内经》与《诗经》思维方式的比较 看中医的学科性质

《内经》"取象比类"方法与《诗经》的表现手法"比与兴"十分相似。取象比类的思维特点是形象思维并非逻辑思维。《诗经》中的另一表现手法"赋"在《内经》中亦普遍应用。《内经》中黄帝与岐伯的问答式很相似于《诗经》唱和的问答式。《诗经》中的四字句在《内经》中亦处处可见。因而认为,《内经》的思维方式与《诗经》基本相同。所以《内经》亦是一部艺术巨著,中医的性质是艺术。

一、《内经》和《诗经》的思维方式

《内经》是我国最早的一部医学著作,《诗经》是我国最早的一部诗歌总集。前者成书于春秋战国时代,后者成书于春秋中期。但《诗经》所收的作品起于西周初年(公元前11世纪甚至还有更早的殷商时期的作品如《商颂》)。所以《诗经》的产生要比《内经》早数百年的历史。这两部著作的内容虽然不同,但思维方式却极为相似。研究二者的共同点,不仅可以窥见《内经》在思维方法上受《诗经》的影响,还可以寻觅古人的思维轨迹。因而对界定中医的学科性质都有着重要的价值。

(一)《诗经》与《内经》表现方法

《诗经》与《内经》的一般关系,除《诗经》中记载有许多植物药品如葛、苓、芍药、蒿、芩等外,还有"阴阳"

一词的出现（《大雅·公刘》）。这里重点研究的是它与《内经》的特殊关系——表现方法。《诗经》的表现方法主要是"赋、比、兴"。赋，就是对具体事物的直接描述。朱熹在《诗集传》中说："赋者，敷陈其事直言之也。"如"我徂东山，慆慆不归。我来自东，零雨其濛《东山·风》。"在《内经》中，运用赋的手法亦较普遍，如《灵枢·阴阳二十五人第六十四》曰："木形之人，比于上角，似于苍帝。其为人，苍色，小头，长面，大肩背，直身，小手足……"。比，按朱熹的话说，就是"以彼物比此物也。"兴，就是"先言他物以引起所咏之辞也。"无论比还是兴，都是用事物的具体形象来表达一定的意义，以形象的暗示代替理性的说明。"比、兴"的概念，曾见于《周礼》一书。《周礼·春官·大师》说："教六诗：曰风、曰赋、曰比、曰兴、曰雅、曰颂。"据郑玄的注释，比是"取比类以言之"，兴是"取善事以喻劝之。"皎然在《诗式》中说："今且于六义之中，略论比兴。取象曰比，取义曰兴，义即象下之意。凡禽鱼、草木、人物、名数，万象之中义类同者，尽入比兴……"有人认为，"象下之意"这句话，可以说是接触到形象思维的特点：形象与意义的联系。我国著名学者蔡仪亦认为，诗的赋比兴不同，从根本上说，则是由于形象思维有这样三种方法的不同。这些都说明赋比兴是形象思维。这里需要明确的是，《内经》的取象比类之含义从上述的引文中亦随之得到了解释。高亨说，以具体之事物表达抽象之道理，是谓取象，取象近于诗歌中之比兴。这就更进一步说明了取象比类与比兴的关系，亦说明了取象比类是形象思维。尤其是"万象之中义类同者，尽入比兴"，这更适用于理解取象比类。因为《内经》正是用取象比类的方法，将宇宙间的万事万物阴阳五义五行五类进行了演绎分类，这很相似于形象思维的典型化过程。《内经》成书的时代，正是诸子百家著书立说的时代，自然科学中的天文、历法、气象、数学、地理等都有相当高的成就。医学想要包罗万象，将这样庞大的知识体系凝聚起来，用单纯的逻辑思维是不可能的，它必须以当时的阴阳五行为基本框架，用取象比类这个形象思维的方法才能将各学科的知识结为一个整体，建构起《内经》特有的理论体系。有人认为，取象比类是一种逻辑思维，将它与形式逻辑中的类比推理混为一谈，这是不恰当的。因为取象比类始终是以形象示意，并非抽其概念逻辑证明。即使在《内经》中有些地方运用了既有比喻性质又有类似类比的方法，其根据亦是很不充分的。它仅仅注意了事物的相似性而忽略了事物的差异性。而且这种相似仅仅是现象上的相似并非本质上的相似。此外，取象比类所取的形象之间的联系，拿现代逻辑学的角度来看，本身就是非逻辑的。如心怎么能和火联系在一起呢？《内经》中还有像《诗经》一样直接运用比喻的手法，抽象的概念使之形象化、具体化。如"上焦如雾，中焦如沤，下焦如渎（《灵枢·营卫生会篇》)。"

（二）《诗经》与《内经》的夸张手法

除赋比兴外，《诗经》还广泛运用夸张的手法。夸张一般要通过比喻。如《国风·王风·采葛》中"彼采葛兮，一日不见，如三月兮。彼采萧兮，一日不见，如三秋兮。彼采艾兮，一日不见，如三岁兮。"三月、三秋、三岁都是夸张。《内经》中天人相应思维的表达，实质上亦是夸张手法的运用。把人体比作小宇宙，你看夸张了多少倍。这种夸张不是为了加强感染力，而是为了显示道理。通过夸张不仅强化了中医宏观观察事物的观点，而且亦增加了《内经》的模糊性与神秘性，亦为天人相应的思想架起了桥梁。不过这种夸张是变形艺术的夸法。

《诗经》中还更多地运用了象征。如《国风·魏风·硕鼠》的"硕鼠硕鼠，无食我黍，三岁贯女，莫我肯顾"中的硕鼠是奴隶主的象征。《内经》亦普遍运用了象征律。如《素问·阴阳应象大论》曰："东方生风，风生木，木生酸、酸生肝……。"这既是取象比类，又是象征术的运用。风可以象征木，木也可象征肝。肝风内动，谁也不会理解为肝脏内真的起了大风，而是把它看作一种病理的象征。象征与比喻有一定的关系。但《内经》中不论象征还是比喻，往往把所象征或比喻的事物在属性上化而合一，消除了二者间的逻辑屏障。如肝具有木的属性，心有火的属性等等。这种将人的生理病理现象与大自然中自然的属性融为一体的思维方式很相似于《诗经》中的"移情"。"移情"一词是由德国心理学家立普斯提出的，它出现于十九世纪。在我国古代文论中并未见到这一名称，但它的核心内容在《诗经》中却不乏其例。《诗经》通过比兴手法，将景物与心情联系起来，达到情景交融的境地，就是一般所谓的意境。这正是"移情说"的核心，即达到情与景、意与境、心与物的交融统一。黑格尔认为景物与心情的这种契合是与人的生命力向自然物的"渗入"分不开的，康德称之为"暗换"，亚里士多德将它称为"隐喻"。在这种思维方式的影响下，《内经》运用取象比类、象征、比喻、夸张等手法，将生命现象移植到自然物与自然现象的属性中去，这样才使天人相应起来。

（三）《诗经》的"唱和"形式与《内经》的问答式

在《内经》中，还有一种常见的表达方式就是问答式，即黄帝问，岐伯答。这种方式与《诗经》中的"唱和"形式十分相近。《诗经》中有许多作品都是用唱和形式表现的，其中有不少又采用问答式。如《召南·采蘋》中［唱］：于以采蘋？［和］：南涧之滨。[唱]：于以采藻？［和］：于彼行潦。古人把这种表现方式运用在《内经》中，亦可能就是黄帝问岐伯答的雏形。《诗经》的诗，为了便于歌唱，歌词与音乐结合，所以具有明显的节奏感。这种节奏感除与押韵、字句配合和谐外，更主要的是文字精炼常以四字一句为其特征。《内经》中这种句式亦处处可见。正如孟庆云所说，中医"有些治疗法则的语言具有文学艺术性，体现了传统文化的特征。常用取类比象以喻医理，用四字句的艺术语言来概括。"

二、中医的学科性质

从前面的对比中可以看出，《内经》和《诗经》在思维方式、表现方法上很多地方基本相同。而最主要的就是二者都是形象思维。《诗经》属于艺术是公认的，但《内经》的学科性质呢？俄国著名文艺批评家别林斯基说："艺术是对真理的直接观照，或者是形象中的思维。"他又说："艺术和科学不是同一件东西……它们之间的差别根本不在内容，而在处理特定内容时所用的方法。哲学家用三段论说话，诗人则用形象和图画说话，然而他们说的都是同一件事。"所以判定《内经》及中医的学科性质，不能以其内容来衡量，而应以其表现内容时所用的方法。亦不能以其效果来判断，不能因为中医能防治疾病，就一定是科学性质的。因为艺术亦可以有科学的效应，我们不能将效应的性质误认为就是产生效应的事物的本质。从艺术的角度对待中医，就会对从科学的角度观察时产生的许多误解得以澄清。

如有人说，《内经》中想象与臆测的地方太多，是不科学的。正是如此。因为它是形象思维具有艺术性质，它就必须想象与臆测。正如没有想象就没有诗一样。高尔基说："想象在其本质上也是对于世界的思维，但它主要是用形象的思维，是'艺术的'思维。"由于形象思维，《内经》与中医又具有了美学价值。黑格尔曾说，美只能在形象中见出。只要明确了中医的艺术性质，近百年来对中医"科学与不科学"的许多论争就可以迎刃而解，对从科学的角度研究中医本质而陷入困境的就会解脱出来。用繁荣艺术的方法去发展中医，就会加快中医前进的步伐，从艺术与科学的角度进行中西医结合与中医现代化，就会使中医焕然一新。既保留中医特色，又有现代风味。就像建筑艺术一样，既可以有古典的民族形式的样式，亦可以有西方现代化建筑的造形。它可以与现代先进的科学技术结合，但始终不能脱离造形艺术这一特征。若能如此对待中医，它就会以崭新的姿态屹立于世界医学之林。

（原载《中国中医基础医学杂志》1996 年 5 期）

第四节 《内经》的原始思维及类化特征

《内经》是以原始思维方式建构的。从《内经》的对偶概念出发，联系到《周易》的太极两仪与古代埃及语中词汇的对偶意义以及梦与儿童思维等特点，这种原始思维方式具体一点说就是"太极图思维模式"，它突出地表现在《周易》其次为《内经》，道家、儒家思想的形成亦与它有关。以往认为《周易》与道家、儒家等思想对《内经》及中医的影响实际上都是受这个原始思维模式影响的结果，因而它们的观点难免有相同或相似之处。下面对这个思维模式在《内经》的主要体现及其类化特征作一论述。

一、《内经》的原始思维

《内经》以阴阳为代表的对偶词句处处可见，如寒热、虚实、表里、升降、左右、天地、正邪、静躁、内外等。所有这些对偶词句都以阴阳对偶为总纲，反映了事物对立统一的关系。对偶概念的出现并非偶然，它是古代原始思维的一个特点。这种词句的对偶，在古代埃及的语言中亦有类似现象。卡尔·阿贝尔在《论原始词汇的对偶意义》一文中写道："在埃及语这个原始世界独一无二的纪念物中，我们发现相当数量的词汇有着两个意思，而两种意思刚好相反（相对）。"他又写道："既然每一概念同其对立面都是孪生的一对，怎么可以说不比较其对立面就能想到这一概念……既然没有'弱'就无所谓'强'的东西，因为只有通过'弱'，'强'才存在……人只有从对照矛盾双方的过程中，才获得了最古老、最简单的概念。"中国古代文字与古埃及文字不同，但都用字辞反映了对偶概念，从这一相似现象中，不能不使我们想到人类童年时代认识事物时思维方法的共性。在中国古代，这一共同性最突出地表现在《周易》，其次为《内经》。二者的思维模式就是一张太极图，我们可以称之为"太极图思维模式"。

在古人看来，整个宇宙间万事万物的发生发展变化规律都是遵循着太极图的模式进行的。太极与两仪的含义不单是指天地未分之前的一团元气与一分为二后的天地实体，它还指由天地阴阳再如此一分为二地派生出来的每一个对立统一的具体事物。所以从宏观到微观都有无数的太极与两仪，不论大小太极都由阴阳两个方面组成。每个对立统一的矛盾就是一张太极图。因而"万物之生，负阴而抱阳，莫不有太极，莫不有两仪，絪缊交感，变化不穷。"虽然太极与两仪如此繁多而无限，但不论大小太极与两仪均受天地阴阳规律的支配。所以《周易·系辞上传》曰："天地设位，而易行乎其中矣……引而伸之，触类而长之，天下之能事毕矣。"这就构筑了天人相应的哲学构架，亦是中医全息思想的基础。在太极图思维模式的影响下，在医学方面构成了《内经》的理论体系。所谓"医易同源"，实际上就是同源于人类的原始思维，具体一点说，即同源于太极图思维模式。并非《周易》对《内经》的直接影响，而是二者都是原始思维方式的产物。

《内经》认为，尽管宇宙间万事万物无限繁杂，但每件事物都有对立统一的两个方面，这无数的两个方面构成了阴阳两大系列，这两大系列分别由阴阳统之。而且又认为，阴与阳又各自可分为阴阳，并且可以如此链锁地无限分下去。在病理上，认为"阴盛则阳病，阳盛则阴病，阳胜则热，阴盛则寒"（《素问·阴阳应象大论》)。在病理转化方面，认为"重阴必阳，重阳必阴；故阴主寒，阳主热；故寒盛则热，热盛则寒。故曰：寒生热，热生寒，此阴阳之变也"（《灵枢·论疾诊尺》)。在治疗上，讲究阴阳平衡，认为"阴平阳秘，精神乃治，阴阳离决，精气乃绝"（《素问·生气通天论》)。如此种种，都离不开对偶概念的运用，这些对偶概念又都可以太极图示之。太极图的阴阳对偶及转化关系就是《内经》治病的根本。所以《素问·阴阳应象大论》曰："阴阳者，天地之道也，万物之纲纪，变化之父母，生杀之本始，神明之府也。治病必求于本。"太极图还可与五方、五行、五色、五味、四季寒热往来以及天干地支等联系起来，这就使太极图的阴阳对立统一与时空结合，使太极具有了时间的无限性与空间的广延性。由矛盾双方构成的每个具体事物，都可以用太极图的模式予以分析。当然，疾病亦不例外。老子、庄子的阴阳互补说、儒家的中庸之道，亦都离不开太极图的思维模式。因此他们的思想观点与中医《内经》有很多相似之处，都是受这一原始思维影响的结果。

从太极图思维模式可以看到我国古代原始思维的特征，进一步分析这个模式我们还可以发现更为深刻的内涵。

二、原始思维的类化特征

弗洛伊德从古代埃及的对偶词意中联想到原始思维与梦的相似性。他认为"梦是多么频繁地利用颠倒现代的材料来表达不同的目的。"弗氏从古老语言的这种特征提出了一个假说，即"梦的思想表现形式具有回复到古代遗风的性质。"他认为梦的工作采用的是一个人童年时代的思维方法。"而且在这个童年的背后我们可以窥见种族进化的童年，而个体的发展不过是种族生命的一个简略重复而已。"从太极图的思维模式我们可以联系到梦与儿童时代的思维特征。它们都以对偶的相对概念作为认识事物的雏形方式，所以在某种意义上来说，太极图思维模式是人类童年时代的产物，它属于人类潜意识层次，亦是中华民族集体的潜意识。

关于梦与原始思维的一致性，不仅表现在相对概念上，还表现在意象上。有的学者认为："梦的活动和原始思维不仅基本要素相同，而且要素活动的方式也相同。"他认为梦与原始思维的基本要素就是意象。意象的特点是什么？"意象之不同于概念，主要在于它在形式上是一种'象'。它对任何意念、思想和欲望的表示都必须化之为'象'。在原始思维中，只有极少数的场合意念可以用'象形'来表示，外'象'和内'意'大略一致。在绝大多数场合则要通过联想和想象借用象征、比喻、类比、暗示等方式来表示。于是在'象'与'意'之间不同程度地都有一定的距离。"由此我们可以想到《周易》的"立象示意"与《内经》中的"阴阳应象"、"脏象"等含义。这些"象"都同出一辙，都是在太极图思维模式的基础上立象示意的。虽然圣人立象为了尽意，但实际上尽不了意，象与意之间都存在一定距离。《内经》虽然以事物对立统一规律为灵魂，但其血肉则是具体的形象，在形象中显示其隐秘的意义。它不用抽象的概念去逻辑证明，一张太极图，就可反映万象之意。意象与知觉不同，它没有知觉的那种相对稳定性，而具有可变性与易变性。有时又很难用语言表达出来。

有些老中医在谈自己的经验时说：心中了了、纸上难明正是这个道理。

意象与概念不同。意象之间没有清楚的逻辑关系，只能根据相似和关联的原则去认识事物。根据意象的相似，便产生类化与触类联想因而可衍生、转化意象。《内经》的思维方式与梦及儿童时期的思维一样，主要是通过意象活动。所以在阴阳两大系列的事物中，由于属性的相同，便出现类化、衍生与转化等现象，因而会产生触类联想。这种类化基础上的触类联想在中医诊断中运用颇多。如舌质红、苔黄、脉数、会联想到热，舌质淡、面白、苔白、脉迟会联想到寒。由热可想到阳，由寒可想到阴。由于意象不受逻辑的限制，可以取消人与自然的界限，天人可以相应起来，这亦是原始思维互渗律的一种体现。《内经》中除"阴阳类化"外，还有"五行类化"。由于五行与五方、五色、五味、五脏、五音等发生联系，因而事物可以以五行属性为核心进行类化，在同类属性的事物中就可触类联想与互代。如木可代表肝，由青色也可联想到肝。五行类化与阴阳类化又有所不同。因"五行为阴阳之质，阴阳为五行之气，气非质不立，质非气不行"（张景岳语）。

《内经》中的意象类化是建立在事物相似的基础上，这种原始思维的方式实际上是一种"旧逻辑"，旧逻辑思维之特征就是"建立在相似性上的同一"。艾尔哈德·冯·多马鲁斯也说："在正常（或继发过程）思维里，同一只能建立在对象完全相同的基础上，而在旧逻辑（或原发过程）思维里，同一建立在具有相同属性的基础上"，例如苹果与乳房形状相似，就可将苹果与乳房视为同一。但事物的属性是多方面的，因而同一性亦是多种多样的。中医辨证的不稳定性，其原因就在于此。我们通常说的"取象比类"实际上就是一种类化现象，是一种形象思维，并非逻辑思维。意大利维柯认为，形象思维有两个基本规律。一是"想象性的类概念"，他认为人类喜欢在事物中看到相同或类似，用形象鲜明的个别突出的具体事物来代替同类事物，把一般特征归结到个别上去。这实际上是一种典型论。他的另一观点是"以己度物的隐喻"。维柯的这两个观点与《内经》的类化十分相似。弗洛伊德由梦想到人类的原始思维，又由梦想到诗人的创作就是在作白昼梦。加之维柯对形象思维规律的看法，我们不能不考虑《内经》及中医的原始思维与艺术思维的潜在关系。

弗氏认为，"梦对于对偶和矛盾这一范畴的态度特别引人注目，而人们却常常简单地忽略了这一范畴。'不'这个字在梦中似乎是不存在的。梦表现出一种特别倾向，将两个对立的东西调合成一个统一体，或者将两者表现为一个东西。梦甚至随意用对立（相反）的愿望来表示任何基本因素。"弗氏对梦的这些看法与《内经》对偶概念的运用不是很相似吗？《内经》正是用调和阴阳的办法来达到防病治病的目的，儒家因受太极图思维模式的影响，讲究平衡观。中庸之道，实质上就是这种思想在人际社会的推演。孔子强调和为贵，这种中和观就是把双方对立的东西调和成一个东西。道家的无为无欲说与阴阳互补说，同样亦是这种思想的体现。由此可以看到，梦与《内经》以及儒家道家思想，都具有原始思维的轨迹。所以探索梦的奥秘对研究中医及儒家思想不无补益。除此而外，弗氏还认为，梦是愿望的满足，作家在创作时也是一种精神上的满足。

《内经》在治疗上所采取的原则正是生理上的满足。如寒冷时则渴望温暖，炎热时渴望凉爽，故寒者温之，热者清之。梦与《内经》的同构关系还有许多，有待进一步探索。

（原载《中医药学报》1993年第6期）

第五节 《内经》"人以天地之气生，四时之法成"与米勒模拟实验

《内经》讲到："人以天地之气生，四时之法成。"关于生命的起源，中医在几千年以前就指出了天地之气，可以产生生命。1952年，米勒用模拟实验证明了地球在原始条件下，是可以通过化学途径完成从无机物到氨基酸转化的。米勒的实验证明了"人以天地之气生，四时之法成"的观点的正确性。

一、人以天地之气生，四时之法成

在地球上，最奇妙的东西，大概就是生命了。人们很早就开始思考：地球上的生命是从哪里来的？这是一个古老而神秘的自然之迷，也是科学家们长久以来都在探索的一个课题。科学认为它是大自然的产物，宗教则断言它是上帝创造出来的。即使在科学领域里，也一直存在着两种对立的见解与激烈的争论。一种见解叫"自生说"，即生命自然发生说，认为生命是从腐败的无生命物质中产生出来的，它们根据是"腐肉生蛆""腐草化萤"。另一种见解叫"生源说"，即生命的有源繁殖说，认为生命现象只能源于生命胚种，它用各种实验证明，

"蛆"和"萤"都是卵孵化出来的。这种争论，此消彼长，反反复复，直到1864年法国生物学家巴斯德的决定性实验——曲颈瓶实验证明：就连最简单的微生物都不可能从腐败的物质中简单地自生，从而否定了自然发生说。

关于人类起源的问题与生命起源是同一个本质的问题，因为恩格斯就论证了人是由猿在长期的劳动中变来的。但猿又是怎么来的呢？科学家经过艰苦努力，证明生命是由低级转向高级。所以要想弄清人类的起源必须弄清生命起源。《内经》中有这样一句话："天覆地载，万物悉备，莫贵于人。人以天地之气生，四时之法成。"有说"人生于地，悬命于天，天地合气，命之曰人。"关于这段经文的解释，文献上都这样写到：人依靠天地之大气和水谷之精气生存，随着四时生长的收藏规律而生活着。天地二气相合，从经纬上讲，分为九野。我认为，这样解释并非不可，但是，这种解释不够全面，这段经文中隐藏着一个重大的自然观问题，那就是"生命的起源"。因为在经文中明确写到：人是以天地之气生的，就是说人是由天气与地气而产生的，是由四时变化而生的，这个"生"字，并非指生存，而是指生发，《说文解字》曰："生，进也，象草木生出土上。"《周易》亦曰："天地氤氲，万物化醇。""有天地，然后万物生焉。"就是说，有了天地之气，才能产生万物，万物当然包括了人类在内。

二、米勒模拟实验

1952年，美国一个年轻的研究生米勒，进行了模拟实验。

米勒设计了一套由电加热火花放电室、冷却室和U形管玻璃仪等组成的主体循环装置。实验前，把这套装置抽成真空，并在130℃的高温下消毒18小时，这就保证实验装置内不会残留实验前带入的有机物。然后用氢气、甲烷气、氨气和水蒸气组成模拟地球原始还原性大气的混合气体，并把它们装入上述的实验装置。实验开始，他把加热室加热，将混合气体在装置内不断地循环。同时，在火花室中用特斯拉线圈在6万伏下进行火花放电，模拟原始地球上的雷电和太阳辐射等自然条件，为化学过程提供必要的能量。混合气体在放电室中产生生成物后再进入冷却室被冷却，冷却的凝液物再由U形管中抽出，未反应的其他混合气体通过U形管进入加热室，再继续下一轮循环。经过连续七天的实验，米勒从原来由无机物和甲烷所组成的混合气体中得到了大量比较复杂的有机化合物，其中有许多正是活体组织所具有的几种氨基酸，如：甘氨酸、丙氨酸、谷氨酸等。氨基酸的合成具有重要的意义，因为氨基酸是构成了天然蛋白质的基本材料，而蛋白质又有什么重大价值呢？恩格斯早在一百多年前就指出了"生命是蛋白体的存在方式，这种存在方式本质上就在于这些蛋白质的化学组成部分不断地自我更新，并指出生命的起源必然是经过化学的途径实现的。"这一结果，证明了地球在原始条件下，是完全能够通过化学途径完成从无机物到氨基酸转化的。

三、米勒模拟实验与"人以天地之气生，四时之法成"的联系

我们的祖先虽然不懂化学与实验，但通过观察，能惊人

地发现在地球原始的条件下，天气与地气的结合可以产生生命。地球在原始条件下天气与地气是什么特点呢？米勒的导师尤里等科学家证明，在地球形成初期，大气的环境是还原性的，即没有氧气。构成原始大气的主要成分是氢气和水蒸气，并存在着大量的甲烷和氨气。大气受到太阳能的辐射与大量的水蒸气而产生的雷电现象。米勒实验中所述的混合气体就相当于《内经》的地气，实验中加热放电，即太阳能的辐射与雷电现象，相当于《内经》中的天气。经过反复加热与冷却，相当于一年四季的寒暑往来。米勒的实验用了七天时间，提示了30亿年前地球上生命起源的这一漫长过程。而《内经》在几千年以前就指出了如此精辟的观点。

这使我们想到恩格斯的一句话："在希腊哲学的多种多样的形式中，差不多可以找到各种观点的胚胎和萌芽。如果理论自然科学想要追溯今天一般原理发生和发展历史，它也不得不到希腊人那里去。

同样，《内经》理论博大精深，其中蕴藏着大量需要现代科学证实的成就。目前的某些科学成就是受中医理论中某些观点启发而孕育出来的，所以中医的经典理论不能丢弃，需要我们继续发掘与发扬光大。

第六节　对当前探讨中医本质的思路与方法的质疑

对于近年来一些研究中医本质的思路与方法需要作反思。目前采用的一些探讨中医本质的思维方式及推理方法是难以找到中医真正本质的。单纯使用西医的研究手段，简单地进行微观对应，盲目地精确化与定量化等不仅找不到中医本质，还将会使中医被肢解而失去自我。

一、片面地以西医的思维方式研究中医本质

近年来，中西医结合的研究工作中，有不少学者在理论探讨与临床实践中，对中医的本质在不同层次上作了探索。如在阴阳、气血、脏象、经络、四诊八纲等方面都提出了一些有实验根据的见解，验证出一批由定性到定量，由整体水平到分子水平的客观指标。尤其是对证的研究较多，因为都认识到证是中医辨证施治的基础，是中医理论的具体运用。这些研究，作为西医内容的扩展与补充或作为一个环节去研究中医治疗疾病的机理当然是可以的，但以此当作中医的本质却是片面的、不恰当的，往往只见树木不见森林。因为，尽管这些研究采用了现代先进的科学技术和方法，观察严密，实验精微，但找到的"本质"却失去了中医理论原有的特色。这样研究出来的本质，既然看不到中医的特点，那么也就失去了本质的意义。正如中药脱离了中医理论去使用，就不成为中药了。

所谓本质，就是事物的根本性质，是组成事物基本要素的内在联系。本质是现象的根据，本质决定现象。但是，目前对中医本质的研究往往孤立地只从一个侧面以西医的解剖定位或微观物质去对应中医理论。这样对应出来的中医"本质"，既缺乏原理论内部的有机联系，又失去了原理论的特点。例如，肾本质主要为下丘脑——垂体——肾上腺皮质和性腺轴的功能，并包括了部分神经系统、甲状腺、泌尿生殖系统及造血

免疫功能；脾本质与消化系统、能量代谢、植物神经、血液系统及免疫等功能有关；心本质与血液循环、血液、中枢神经及植物神经的功能有关；肝本质与中枢神经、植物神经、消化系统及心血管系统的某些功能有关；肺本质与呼吸系统、血液循环系统、体液代谢、生物氧化还原反应及能量代谢等功能有关。肾阳虚的本质是肾上腺皮质轴的功能紊乱，心火旺的本质是血液中儿茶酚胺的含量偏高等。从西医的角度看，这些结论都有道理，但是，按照中医理论的要求，则距之甚远。从上述的五脏本质之间，你能看出它们之间的五行属性及相互间的生克关系吗？很明显，这些所谓的本质或实质，既看不出它们本身所具有的中医特征，亦看不到由这些本质决定的各种现象的中医特色。只能看到中医西化，将中医同化为西医的一部分，更谈不上二者的结合。中西医结合的立足点不能脱离开中医与西医各自的特点。

造成这种局面的原因首先在于研究者囿于西医的观点与思维方式去研究中医，没有从中医的根本性质上去探求其本质；其次是没有从动态的、宏观的角度去观察，没有从交织起来的总联系中去考查局部，而注重了静态的微观验证，难免有刻舟求剑之弊。

二、用西医的实验方法研究中医本质的误区

单纯从西医观点研究中医本质，难以找到中医真正本质。这与研究时所采用的实验手段以及微观对应、精确化与定量化、群体观察与规范化标准等方法有关。

（一）实验研究与微观对应

中医五脏与西医心肝脾肺肾解剖定位的脱节早已被人们所认识，于是有人企图以西医解剖不同脏器功能的组合与微观物质功能去对应中医理论。但由于该思路与中西医五脏对应的想法同出一辙，故其结果仍然是难以找到中医真正本质的。长期以来，人们受西医局部"病灶"与功能和结构关系的影响，认为有功能表现必有相应的物质结构，因此认为中医各种临床现象亦必有其相应的局部定位的物质基础，岂不知中医通过辨证的过程使局部病位的临床表现宏观化与交织化，即将人体各个局部的功能与大自然中相应的事物属性进行了艺术整合。因此，只能整合感知，而不能分开剖析。德国Porkert教授认为，中医认识方法主要是感应综合性的认识方法，而西医则主要是因果分析性的。他认为，感应综合法是感知和检验动力学现象和功能性效应所必需的，而因果分析法则是感知和检验具体物质、基质和肉体对象（即功能的载体），并确定动因与效应之间相互关系所必需。其实，Porkert教授所指的感应综合法，其实质即艺术整合。因为所谓"感应"是指两个空间位置不同、产生时间相同的事物或现象之间的联系，就像电磁感应一样，即两种东西不分先后同时相互作用。中医正是通过形象思维对不同空间位置、不同的时间产生的现象进行了整合，使人与自然、人体内各部件之间的功能属性融为一体。所以中医"证"的含义要远远大于西医的"病"。目前临床上先辨病再辨证分型是不够恰当的。中医重视人体的功能状态，这种功能状态固然与局部的微观结构有关，但它不是单独某个局部结构的功能表现，而是与人体整体结构有关，扩大一些说，与大自然的物质结构亦有关，不然，天人何以相应呢？系统论创始人贝塔朗菲在《有机论》中也指出"生物不是个别部件杂乱无章的堆积物，而是一个统一的有机整体。这个有机整体具有一种新质——系统质。它既不同于各部分的质，也不同于各部分质的相加，而是系统各要素集成化的产物"。在中医看来，这个"系统质"的含义应该扩大，它不仅是生物有机整体中各要素集成化的产物，而且是人与自然集成化的产物，即天人相应的结果。因此用实验研究的方法以微观物质功能去对应中医理论是不可能找到中医本质的。中医也讲微观，但这种微观是宏观化了的微观，即经过艺术整合集成化了的微观，微观中有宏观，宏观中又有微观。正如天地日月的阴阳与人体脏腑的阴阳关系，它们距之遥远，然而属性相同。《素问·阴阳离合论》曰："阴阳者，数之可十，推之可百；数之可千，推之可万；万之大，不可胜数，然其要一也"。在这里这个"一"不仅指阴阳对立统一的关系，而且含有宏观微观一体化或称集成化的意义。因此，中医理论中的全息观点的理论基础亦在于此。

（二）精确化与定量化

中医的宏观观察利用的是直觉思维，使中医有了形象性与模糊性。这种形象的模糊思维，使中医在辨证时更能精确地反映疾病的本质。然而，有些学者在探讨中医本质时偏离了中医这一特征，所谓指标定量化、精确化，认为以精确的指标更能准确地去反映证的本质。但事实并非如此。正如法国物理学家杜恩说："同一般常识的模糊陈述相比，理论物理学上的陈述正因为其比较精确，反而比较不确定（模糊）。"这同文学艺术中的模糊思维一样，如果用精确的数字表达去代替细微的描写，反而失去艺术的真实性。究其原因，这与模糊观念的本质有关。首先在空间结构上模糊观念是"许多规定的综合，因而是多样性的统一"。在时间序列方面，模糊观念是"人们对事物发展过程中不同阶段、不同程度上的近似值的认识"。因而模糊思维都是从整体的、宏观的方面去把握事物，而不是从局部的细节上去把握。所以中医的术语指标等概念所反映的内容是多方位、多层次、多信息的综合，如果用定量的精确的数字去辨证与探讨本质，就只能反映模糊概念中的一部分、即空间上的某一个点，时间上的某一瞬，得出的"本质"亦就远离了中医的本义。

（三）群体观察与归纳法

中医历来注重个案总结，这是它自身的艺术性质决定了的。中医推理过程中多运用演绎法与取象比类法而不用归纳法。取象比类与类比法接近但没有类比严密。这与中医的思维特征有关。中医运用的是形象的直觉思维，它属于艺术的思维。它是以感性与理性，现象与本质结合起来一同去反映疾病的规律，而不是甩掉现象用纯理性的东西去表达。这个过程结合了个性与共性、特殊性与普遍性、偶然性与必然性去反映证的本质以及中医理论的其他本质。如果用归纳法去总结经验或寻找中医本质，虽然找到了普遍性但却丢掉了特殊性。诊断规范化或标准化以及确定一个不变的主要方法去临床观察，虽然便利统计归纳，但却失去了矛盾的特殊一面，只留下普遍的东西，使中医的根本性质解体，因而失去了中医特色。由于现象是多变的，即使是同一个证，其病因、病位、性质、正邪斗争的盛衰等内容亦不一定相同，所以证的内涵亦具有不稳定性。诊断规范化或标准化，失去了辨证的灵活性与动态意义从而使辨证僵化。彭庆星等认为："直觉思维是通过直接的、浓缩了的综合判断而得到的知识，是一种具有自明性，不需要证明或无法证明的自信正确而又说不出道理的知识"。直觉思维的这一特点亦是中医艺术思维的特征所在。中医是形象表现的直觉思维，所以在辨证时除了疾病现象表现的多样性影响"证"的稳定性外，还和医生与病人的主观因素有关。亦即与人的主体观念有关。这种主体观念主要表现在两个方面。一方面是病人对疾病的感受性不同，因而不同患者对同一刺激的反应性亦不同；另一方面医生在判断疾病时所运用的概念又是模糊的。所以在诊断疾病时，医生和病人的思维双向交流的过程中，双方对疾病状态的把握都会产生一定的误差，都凭借自己的经验印象及知识积蓄去增减和修正。但是，由于每个人的知识结构、认识水平等个性不同，即使是对同一种病情，得出的证亦不一定相同。所以辨证的过程，亦是一种艺术创造过程。每个医案可以看作是一种艺术品。用寻求共性的方法是找不到个性的。中医验案的重复性小，原因亦在于此。因而单纯用群体观察与求共性的方法去找规律或本质，就会失去中医特色。

（原载《中医药学报》1993年第1期）

第七节　中医理论中的弗氏心理学方法

中国医学具有几千多年的历史，它经历了长期封建社会的影响，具有古典、神秘的文明色彩。弗洛伊德是二十世纪初期奥地利精神病学家，他的著作曾被看作是荒诞的作品。水火不相容的中医与弗氏学术，怎么能相提并论呢？但是，对于弗氏的理论，全盘肯定不对，全盘否定也欠妥当。我们从弗氏的理论中，可以看到某些观点与中医的某些观点极为相似。研究二者的相似性，对于多学科研究中医，会有一定的价值。这正如弗氏所说："精神分析之为科学，其特点在于所用的方法，而不在于所研究的题材。这些方法可以研究文化史、宗教学、神话学及精神病学而都不失其主要的性质。"

一、新陈并存与原本思维

在弗氏看来，事物发展的过程是新陈代谢，而精神的发展则是"新陈并存。"弗氏从对梦的研究发现"每一个梦，其梦的显意均与最近的经验有关，而其隐意均与很早以前的经验有关。"这些很早以前的经验，绝大多数是童年时代的直接经验。"那些在觉醒状态下所不复记忆的儿时经验，可以重现于梦境中"。弗洛伊德将儿童的心理作为精神分析的主要内容。因为人们随着年龄的增长，儿童时代的原本自我逐渐被"续发自我"所压抑。所以精神分析必须追本溯源，去探求人类意识的原本。人类的原始文化和儿童的原本意识是极相似的。原始文化作为初民的心理现象往往更能直接地反映人类潜意识的秘密。所以说，原始文化是人类潜意识的第二仓库。中医是我国古代优秀文化的一个组成部分，它的经典著作《内经》成书于春秋战国时期。这部巨著是古人通过直接的观察大自然与人体，并将自然现象作为人体生命现象的参照系，阐述人类与疾病作斗争的经验总结。它直接与间接地反映古人的思想意识与心理，是中医理论的原本。从古至今，中医看病离不开《内经》，而且《内经》是培养中医人才的必读之书。在我国医界，往往有这样的倾向：西医认为愈是近代的、最新的研究成果愈有价值，而且新的要取代旧的。所以医务人员特别注意知识的更新，以适应科学技术发展的需要。然而，中医却是强调经典著作。这种面向过去，向后看的思维方法，很相似于弗氏的原本思维定式，疾病是现代人体内发生的病理变化，但在认识与分析乃至治疗则要追溯到古代的医学理论。这种理论是中国古代医学思维模式的缩影。它虽然是人类童年时期的原始认识，但它却从宏观的、总体的方面指明宇宙万物乃至人类生命现象的发生发展规律，因而万变不离其宗。例如阴阳学说，《素问·阴阳应象大论》曰："阴阳者，天地之道也，万物之纲纪，变化之父母，生杀之本始，神明之府也，治病必求于本。"在这里，很集中地反映了中医的原本思维定式的特征。中国古代认为，人与自然是息息相关的，而且认为"天人相应"。恩格斯曾说："生命是整个自然界的结果"。正因为人是大自然在长期进化中的产物，那么要深刻解释人的生命现象，就必须还原到自然界的"原初本色"。由此可见，中医的原本思维定式含有两个意思：其一是在临床实践时，所运用的理论，是人类童年时期的产物，从总体来看，它相当于人类的潜意识层次。但中医用它指导实践却经久不衰，体现了新陈并存与原本思维。其二是指中医在气一元论基础上的"天人相应"观点。它以自然现象来解释与治疗疾病，从生命的起源及人类的产生角度来看，中医理论也体现了原本思维的特点。这一点，又很相似西方的还原论。

二、里比多与命门说

弗洛伊德认为，潜意识导源于人的本能。而"性"与"性欲"就是人类的"原欲"或"本欲"。性，又称"里比多"，是潜意识活动的基本动力。文学艺术就其本质来说，实际上就是乔妆打扮过的"里比多"的升华。弗氏将这"性"的作用提高到主宰潜意识的地位，这种看法与中医的"命门"学说颇为相似。中医的"命门"最早见于《难经》："肾有两脏也。其左为肾，右为命门。命门者，精神之所舍也，男子以藏精，女子以系胞，其气与肾通"（《难经·三十九难》）。在《难经·三十六难》的注述中，在"诸神精之所舍"后又多了一句"原气之所系也"，而在《难经·八难》）中又说："所谓生气之原者，谓十二经之根本也，谓肾间动气也。此五脏六腑之本，十二经脉之根。"从难经的这些观点可以看出，中医的"命门说"不仅认为命门主宰精神意识，而且还主宰着十二经脉与五脏六腑。近代有些学者认为，所谓命门，就是下丘脑—垂体—肾上腺和性腺系统的功能。可见，命门不仅与精神意识有关，而且与生殖有关，与"性"有关。明代医家张景岳就非常重视命门的作用。他认为肾与命门是生命之大本，五脏之阴气非此不能滋，五脏之阳气非此不能发。若命门亏损，则五脏六腑皆失所恃，阴阳病变，无所不至。在这里，不仅看出张氏对命门的重视，而且也体现了原本思维特色。这里的"本"与前述的"本"又有不同，它是人体内部生命之本。

三、改装说与象征物

弗洛伊德关于梦的定义中有一个内容是"改装说"。在弗氏看来，梦是愿望的达成。但正在梦中所表现的愿望是乔妆打扮了的愿望。所谓改装，就是指梦的出现形式与梦的主题有一定的错位。例如，本来是有关夫妻相见的主题，而梦的情节却不是这样。一位夫妇两地分居的梦者走进一座房子，这是梦的形式。而"房子"在梦中却象征着他的妻子。他走进房子的情节实际上就是希望与妻子相见。在这里，"希望与妻子相见"是梦的隐在主题，"走进房子"的情节实际上是这个主题的改装（即象征）。对于梦的分析必须通过象征。在弗氏看来，精神分析的任务就是通过发现精神患者梦中的"象征物"从而去揭示梦者隐秘的心理进行治疗的。

关于对梦的改装，可以联想到中医。因为改装就意味着象征。中医理论在某种意义上来讲，与梦有同构关系。中医理论中的术语，几乎都是人体生理病理的象征物，如阴、阳、金、木、水、土、风、寒、暑、湿、燥、火等等。因为这些字词的概念本来是反映自然界某种物质与某种现象的，但用在人体其含义就大不相同了。它虽然与本来的含义有质的区别，但它可以是为一种生理病理的象征物去显示疾病的特征。例如，风是空气流动的一种形式，是一种物理现象，但用在人体却代表抽搐、痒瘙、游走性的疼痛等，而这些却是一种病理现象。在这里，抽搐、瘙痒、游走性疼痛是不同的病理过程，而"风"却是这些症状的改装物，亦即象征物。中医辨证就是通过象征物之间的相互关系进行分析综合，从而去揭示象征物背后隐秘的疾病规律。

四、幻想性与真实性

有些学过西医的人，总是愿将中医的五脏六腑与西医的脏器解剖机械地等同起来，从而去证明它是否有科学性。例如，常将西医的解剖实体心肝脾肺肾与中医的心肝脾肺肾相提并论，用西医的解剖实体去对照中医的脏腑经络。这样做的结果，往往会得出"中医不科学"的结论。我们从弗洛伊德提出的关于文学艺术在幻想性方面与梦相似这一观点，对于深入理解中医理论具有积极的意义。尤其是对纠正机械地认识中医理论具有显著的启发性。从弗氏的观点看，判断文艺作品的艺术价值，不能以生活事实作为唯一参照系。一个作家在创作时所参照的也不应是生活事实本身，不应以符合生活事实为最高准则。我们不可能以亲身的经历去判断所有作品中的故事在现实生活中是否确实发生过，可是，我们可以靠自己的幻觉去想象它是否真实可信。所以，判断艺术真实直接的、真正的参照系是审美主体的经验而不是生活，这种认识价值的判断只能是一种"假定判断"，即想象中的判断。前面已经说过，中医理论中的名词术语，仅仅是反映人体生理病理过程的一种象征物，因而利用这些事物来判断疾病也是一种"假定判断"，想象中的判断，治疗方法也是在假定和想象的基础上给予的相应措施。如"肝经有火",并非是在肝脏真的起了燃烧着的火,而是以"火"作为象征物去想象体内的病理变化。正如贾得道研究员所说,中医在实践中摸索到一些客观规律,只能用阴阳五行、气化形能、虚实寒热以及想象中的脏腑经脉等加以表述和说明。因此,这些看来的概念或想象中的脏腑经脉,实际上是间接地或曲折地反映某些生理机能或病理机制的,所以只能把它们看成是反映某种客观规律的概念单元,而不能看成是客观存在的实体,这是和西医最大的不同点。但是,我们不能因为中医的想象性而去否定它的真实性。因为想象中的事物未必就都不真实,问题是看如何想象。以客观实际为基础的合理想象,就是科学的想象。中医的想象并非凭空而生,而是借助自然现象去假定生理病理规律的。我们不能因此就否定它的科学性。因为"构成科学的并非是事实本身,而是整理事实的方法。"

（原载《中医药学报》1990年第6期）

第八节　中医的艺术认识方式与科学效果

无论中西医结合还是中医现代化,从宏观到微观,从中医基础到临床实践,从中药药理到动物实验都取得了显著成绩。但是,中医是不是科学之争从未停止过。从中医的艺术认识方式分析,中医既有艺术的形体,又有科学的灵魂。肯定中医的艺术性质可以更加理性的捍卫中医。

一、中医的艺术认识方式

（一）人文文化与科学文化

从二十年代到现在，中医是不是科学的论争一直没有停止过。但是在科学主义影响下，中医是科学似乎已成定论，谁要说一句中医不是科学，就给谁扣上否定中医的帽子。说中医是非科学的，也大有人在。但有的学者过分强调了中医的哲学理念与思辨方法，认为中医是中国古代的自然哲学，或者说不是现代意义上的科学。也有人认为中医就是一门哲学。由于在长期的实践中遇到了用科学与自然哲学都无法解释的种种困惑，并将此归因于中医文化、中医与人文文化、东西方文化的差异，似乎从文化角度就可以圆满填平中西医论争的鸿沟。虽然这条思路对研究中医的性质比从纯科学的角度看待中医要好得多，但范围还有些宽，定位还不够准确。

这里，需要对"文化"二字进行剖析。文化是人们非常熟悉的字眼，但什么是文化？这却是一个不易回答的问题。美国文化人类学家洛威尔说过，在这个世界上没有别的东西比"文化"更难捉摸。关于文化的定义，古今中外的学者们提出的定义不下百种。《现代汉语词典》中的定义是"人类在社会历史发展过程中所创造的物质财富和精神财富的总和，特指精神财富，如文学、艺术、教育、科学等。"这里指出，"文化"除包括文学艺术教育外，也包括科学在内。从科学角度解释不了中医，从文化角度也难说清，因为科学也是文化的一部分。

在对文化研究的学者中，值得提到的是查尔斯·珀西·

斯诺，当代英国最有影响的作家之一。他在剑桥大学一次题为《两种文化》的著名演讲中指出："存在着相互对立的两种文化，一种是人文文化，一种是科学文化。两种文化之间存在着一个相互不理解的鸿沟，有时还存在着敌意的反感，他们彼此有一种荒谬的歪曲的印象。"他把文化分为人文文化与科学文化有其正确的一面，认为两种文化之间存在着互不理解也有其正确性。用纯科学的观点不能理解中医不就是例子吗？因为两种文化在思维方式上有着显著的不同。人文文化的主体是人，在很大程度上受主体意识的支配，它研究的目的是了解人与满足人的精神世界需要，善于运用形象的思维方式来认识世界。人文文化包括文学、诗歌、音乐等艺术种类，它关注的是人的信仰、情感与观念。科学文化研究的目的是了解自然与掌握其规律，善于运用理性的逻辑思维方式，喜欢用实验手段达到目的，它所关注的是客观世界的普遍规律。人文文化与科学文化性质虽然不同，但它们都是人类文化的两条大河，它们既分流又汇合，共同创造了人类文明，不认识它们各自的特点不对，把它们绝对对立起来也欠妥当。

（二）中医与两种文化的关系

从两种文化的动机上看，中医接近于科学文化。中医把人作为大自然的一部分进行观察认识并力求控制疾病与消灭疾病，这无疑是符合科学文化的宗旨。从思维方式上看，中医接近于人文文化，因为无论是《周易》还是《内经》，都突出"象"。《周易》的"立象尽意"与《内经》的"取象比类"就说明了这一点。因为用象来思维就是形象思维。但是，人文文化的内涵比较复杂，用人文文化来阐述中医的主体性质也不够恰当。不少学者将人的社会关系、宗教信仰、伦理道德、民族传统、风俗习惯等科学以外的东西都归入人文文化范畴，甚至把经验也当作人文文化的主要内容。例如阿伦·布洛克认为："古往今来，人类用三种思维模式看待人类和宇宙关系：第一种模式是超自然的，把人看成是神造的一部分；第二种模式是自然的，也即科学的，把人看成是像其他生物一样的自然秩序的一部分；第三种模式是人文主义的模式，它以人的经验作为人对自己及自然的了解为出发点。但是人文主义并不排除对神的秩序信仰，也不排除把人作为自然秩序的一部分来加以科学研究。"他的观点中，把经验作为人文主义模式的核心内容，这实际上是一种经验主义。不少学者认为中医是经验医学，有二千年的实践经验，故经久不衰，若以此将中医归入人文文化是不恰当的。因为经验是片面的，它不能等同于科学观念，也不能等同于艺术成就。爱因斯坦曾形象地比喻说科学观念与感性经验的关系并不像肉和肉汤的关系，而倒有点像衣帽间牌子上的号码同大衣的关系。那么，应该如何理解中医认识世界的思维方式呢？

（三）从中医的思维方式看艺术

马克思在《政治经济学批判导言》中谈到人对世界的掌握方式时，先谈到理论的方式，然后又谈到艺术的、宗教的、实践–精神的掌握方式。前苏联美学家将这四种方式归纳为两种：一种是理论的方式，另一种是艺术的方式，但他们把宗教的和实践–精神的方式也归入艺术的方式，这种分法是不对的。那么，马克思的这句话我们该如何理解呢？我国著名美学家蔡仪说："人类认识世界的方式，分为这四种，我以为可以概括一切认识活动了。"他又说"在这四种认识方式中，关于宗教的认识方式，由于它根本是错误的，现在我们可以不多谈它，而'实践—精神'的认识方式，是实际生活经验中运用的，也是有实效的，但它的认识接近于生活常识，一般的说是浅显的、片断的，也不是重要的文化内容。而形成人类重要文化成果的就是科学的（或理论的）认识方式和艺术的认识方式。"蔡氏认为这四种方式是并列的、平行的，因为四种方式的认识作用不同，认识内容不同，认识效果也不同。我们认为，马克思的这种划分方法与蔡仪的理解是比较正确的。中医是中华民族的文化瑰宝，是世界医学宝库中的一颗璀璨明珠，它的认识方式决不是宗教的，也不会是实践的—精神的，它必须在科学的（理论的）或艺术的座位上对号，如果用科学观点解释不通，为什么不从艺术的角度审视呢？中医在这四种认识方式中恰当地对号入座，对界定中医的学科性质与发展中医是有重大意义的。我们先看一下中医的思维方式，就不难对号入座了。

关于中医的思维方式，不少学者认为是形象思维的。但没有深入研究它与艺术思维的内在联系，也没有深入探讨它在人类思维发展轨迹中的重要作用。形象思维是人类思维活动中发展较早的一种思维。在原始民族的文化活动中，图画先于文字就是很好的说明。用"象"思维不仅是中医的特点，也是我国古代传统文化的特色，如《周易》的"立象尽意"就是形象思维，《内经》中的"取象比类"亦是如此。形象思维的基本形式是意象活动，而意象又是原始思维的基本要素。所以《周易》与《内经》都是原始思维的产物。如果说医易同源，也可以说是同源于原始思维。元代学者黄泽在《易学滥觞》中就说过医理是"象为主，数为用"的。由于意象之间没有清楚的逻辑关系，只能根据相似的原则进行关联、储存与寻找，所以容易出现类化、衍生与转移。这种原始的意象思维弗洛伊德称为"原发过程"，有的学者称之为"旧逻辑"。意象为什么会类化呢？意大利哲学家维柯认为，人类喜欢在事物中看到相同或类似，用形象鲜明的个别突出的具体事物来代替同类事物，把一般的特征归结到个别事物上去。这实际上就是一种典型论，他的这种典型偏重于"类型"，用"类"的个别表现一般。中医正是以阴阳五行、六淫八纲等"类"的不同特性为典型来反映事物的普遍性的。如天地代表阴阳两类事物的特性，天地就是这两类事物的典型。用金的属性来代表肺、白色、辛辣、西方、秋燥等一类事物特性，金就是这类事物的典型。中医理论的核心思想与《周易》一样，都是类概念。《周易》曰："本乎天者亲上，本乎地者亲下，各从其类也"。"各从其类"的概念不仅中国《易经》上有，西方文明支柱的《圣经》中亦有。如在《旧约全书·创世纪》中说："上帝说，地要发生青草和结种子的蔬菜，并结果子的树木，各从其类，果子都包着核，事就这样成了。于是地发生了青草和结种子的蔬菜，各从其类，并结果子的树木，各从其类。"这里三次提到"各从其类"并非偶然，而是代表了原始思维的一种特征。原始思维离不开形象，所以人类最初的文化包括宗教神话、语言以及各种社会制度，都是通过形象思维而不是抽象思维而形成的，最初的历史都具有诗的性质。

（四）从艺术的认识方式看中医

蔡仪认为"理论的方式是以抽象概念为主的认识活动，认识的重点是事物本质规律，如经济学、数学、物理学等，主要是抽象思维。艺术是以形象思维为主的认识活动，重点是事物的特性、典型性，不指事物的规律本身，不是抽象思维而主要是形象思维。"我们以此去考察中医，不难看出它符合后者而不符合前者。中医的阴阳五行、六淫八纲、脏腑经络等概念以及证的含义反映的都是事物的特性与典型性而非事物的客观规律性。这种典型的认识方法与一般的艺术认识基本是相同的。一般艺术是要求艺术家在生活中自己去找典型，通过具体的个别典型形象去反映普遍性的问题。美学家李泽厚说："艺术的典型就是个性与共性的统一。"同样，中医亦是通过典型反映事物的普遍性的，但它不需要医生自己去找典型，而是要求医生用古人已经发现的具有普遍意义的典型来认识与判别个别事物的特性。这一推理与判断方法不仅是中医的特点，而且是中国传统文化认识事物的共有方式。这个具有普遍意义的典型就是阴阳五行，其次为中医的六淫八纲，脏腑经络等。前者为一级典型，是万事万物所共有的；后者为二级典型，是由一级典型衍生出来的子典型，由于衍生的学科领域不同，子典型又各具特色，但都具有一级典型的遗传基因。如衍生在防治疾病领域，就成为中医特有的一些基本概念。这些典型实际上就是一种模式，最突出的模式就是太极图模式，它是我国古人原始对偶思维的产物，是对世界最基本的普遍性认识的典型模式。有的学者认为中医理论的推理形式是"模式推理"，这种模式推理就是从一个多因素的基本模式出发，按照一定的原则，把要研究的对象放在这一模式中进行推理，以认识把握客观对象的整体。这里的"多因素"实质上就是典型具有的普遍性。但由于这个模式是类的代表，它集中了同类事物的共有特性而且又带有具体形象，又因为所要认识的对象亦有具体形象，因而古医家找到了把握客体特征的独特方法——取象比类。通过将认识对象的形象与典型形象做比较，然后归类判断认识对象的属性。比类的基础就是形象的类化，没有类化就不可能比类，而没有客观形象也就无法取象。中医的辨证过程，实际上就是对形象模式和典型的推理与判断过程。不论两个事物之间的本质相差多远，都可以从一事物的特性推出另一事物的特性，这种类比过程使中医在理论上给人们留下广阔的想象空间，创造了具有无限涵容性的理论。这种涵容性可以容纳不断出现的新问题，如此万物类比，不仅直观而生动，而且对任何现象都可以理解，更由于它保持了对自然不可表达的富有诗意的神秘感，显得高深莫测，表现出很大程度的艺术性。有人认为中医没有形态学，这种看法是不恰当的，实际上中医是有形态学的，不过它的形态不同于西医的解剖结构，而是大自然与人体的具体形象，其生命力也在于两种形象之类比。

取象比类相似于诗歌中的比与兴。皎然在《诗赋》中说："今且于六义之中，略论比兴，取象曰比，取义曰兴，义即象下之意。凡禽鱼、草木、人物、名数，万象之中义类同者，尽入比兴……"这里"义类同者"的"类"即形象的类化，"象下之意"实际上就是形象思维。维柯认为形象思维具有创造性与虚构性质，除有"想象性的类概念"外，还有另一个特点就是以己度物的隐喻。这一点，不仅在文艺作品中多见，在中医理论中也是普遍运用的一种艺术手法。如象征、比喻、寓意等等。它与取象比类有关。维柯认为"把自己转化到事物里去，就变成那些事物"，这与天人相应的思想何其相似。人转化到大自然中，就成了一个小宇宙。表达大宇宙与小宇宙的关系时就离不开象征、比喻，所以在形象的推理与判断过程中就必须去意会与猜想。这种意会与猜想是一种艺术的想象。如木代表肝，木就是肝的象征，"上焦如雾、中焦如沤、下焦如渎"就是比喻。艺术想象的内容是复杂多样的，因而中医的"证"具有不稳定性，重复性较小。中医辨证的特色与奥秘也正在于此，如果让它规范化、标准化，那就会失去中医的精华。由于中医运用了艺术的认识方式，采取了形象思维，它只能在感性水平上去体验，中医的精髓完全是在形象中体现的。所以它只能在体验中显现。艺术认识与科学认识的区别就在于，前者来源于对对象的具体观照，它具有直接性、个别性；后者来源于抽象把握，具有间接性、一般性。艺术的认识是物我同一的，是对对象整体的领悟，而科学的认识是物我分离的，是对对象支解后的推论。艺术认识离不开人的主体观念，所以构成中医理论的基本概念几乎都是有客观属性的主观体验，如阴阳、寒热、虚实等。中医大夫在四诊辨证与拟方用药时，与画家作画、书法家写字、歌唱家唱歌、音乐家演奏一样，都是用主观思维去把握，而不像科学家那样以测量的方法、数学的方法去驾驭。

二、中医的艺术认识方式与科学效果

（一）中医的艺术认识方式决定中医的性质

俄国著名文艺批评家别林斯基曾说："艺术和科学不是同一件东西……它们之间的差别根本不在内容，而在处理特定内容时所用的方法。哲学家用三段论，诗人用形象和图画说话，然而他们说的都是同一件事……一个是证明，一个是显示，可是它们都是说服，所不同的一个是用逻辑结论，另一个用图画而已。"所以中医的主体性质是艺术而不是科学。但是科学与艺术并非截然对立，中医用的是艺术方法，但却有科学的效果。因为它观察的对象是人的自然属性，它把人当作大自然的一部分进行观察，是在智性控制下的感性认识。中医将科学的理性概念通过形象思维体现出来，又以中药作为中医理论的载体，所以能够治病，具有科学效果。正如诗人艾青所说："各种艺术，由于它们所采取的材料与工具不同决定了它们不同的性能，发挥不同的作用。"中医所采用的材料是中药，所以它能治病。这和建筑一样，康德将建筑归为造型艺术。建筑所用的材料是钢筋水泥砖瓦木材等等，但它必须通过造型中隐藏着的力学原理与材料学原理来实现其作用，因而房屋可以让人躲藏寒暑，客观上也起着防病治病作用。杂技艺术也是这样，在惊心动魄的形象表演中离不开力学原理。中医运用的是艺术思维，但不具文学艺术的感情色彩，这一点也和建筑一样，你能说建筑不是艺术的一种类型吗？中医的特色正是用艺术思维的方式构筑起理论框架，又用这种理论来指导实践，才使得它经久不衰。如果将中医的艺术思维方式完全改为抽象的科学思维，完全用现代科学技术去改造中医，那必将会使中医失去自我，归附于现代医学。所以中医现代化的途径也应借鉴建筑现代化，建筑现代化离不开先进的现代科学技术，但却不能失去造型艺术的构架。建筑失去造型艺术那就是一堆砖瓦水泥，中医失去艺术方式也会变成一堆哲学术语。

（二）中医的科学效果与中医现代化

我们不能认为中医不是科学就是否定中医，相反，我们说中医是艺术正是捍卫了中医。难道艺术就不是中华民族的文化瑰宝吗？不仅中医是艺术，认为《周易》是艺术的也大有人在。唐代孔颖达在《周易正义》中说："凡'易'者象也，以物象而明人事，若诗之比喻也"。宋代陈骙在《文则·丙一》中说："《易》之有象，以尽其意，《诗》之以比，以达其情，文之作也，可无喻乎？"明代张蔚然在《西园诗尘》中云："易象幽微，法邻比兴"。清代章学诚在《文史通义》的《内篇一·易教下》中认为："易象通于比兴"。以上四人全认为《诗经》与《易经》相通之处就是"象"与"比兴"。《易经》《诗经》《内经》均以象尽意，它们均以艺术的形体屹立于世界文化宝库之林。如此才能永放光辉。也可以说，中医有艺术的形体，有科学的灵魂。也正因为如此，才没有中国数学，中国物理，而只有中医。科学的本质是不断更新，爱因斯坦说科学没有永恒的理论。中医若是科学，早已更新换代了。艺术则不然，真正的艺术品可以永葆青春，是不会过时的，所以中医讲究尊经与复古。科学理论可以重复，一种理论如果得不到同行的重复就很难被公认为科学理论。但艺术却强调独创，强调主体观念，因而中医重视个案总结，每个好的医案就是一件艺术品。但在某些特殊情况下，科学不能没有艺术，艺术也不能没有科学。二者不能对立起来，西医是应用科学，主体性质是科学，但也有应用艺术方式的时候，如影像学、病理学等，中医主体性质是艺术、也可以部分地是应用科学，不能非此即彼。中医现代化，也正期盼着科学与艺术的结合。

中医迈向国际，不能依靠它在科学的熔炉中涅槃再生，因为它的主体性质是艺术，而要像鲁迅说的那样，愈是民族的才愈能走向世界。因此，中医要想国际化，必须保持其传统特色。中医理论体系在国际上是独一无二的。我们不能看不到自己的长处。假如中医全部科学化了，中医理论也就不存在了，中医现代化与中医国际化也就无从谈起。

第九节　中医理论的空间构架与艺术性质

中医现代化与中西医结合做了大量的工作，从多科学的角度对中医中药做了不少探索。这些研究的结果，虽然扩展了知识领域，但使中医却面临着逐渐西化而自身解体的困境。造成这种局面的原因，是由于长期以来对中医的性质没有正确的认识，都是将中医置于"科学"的位置上进行研究，结果对中医造成许多误解与责备。这里从时空角度对中医理论的特点作一分析，并由此认为中医的主体性质是艺术而不是科学，空间构架是其艺术性质产生的基础。

一、空间构架的建立

辩证唯物主义认为，世界是物质的、运动的，而运动着的物质，都离不开空间与时间。但是，由于宏观与微观的不同，事物的时空属性也大不相同。宏观主要体现其空间性，微观则主要体现其时间性。中医理论产生的基础就是宏观宇宙与人，因此在空间构架中人与大自然界的并存关系就成了中医《易经》以及中国其他传统文化的核心思想。正如德国波克特（Porkert）教授所说，中医认识方法主要是感应综合性的认识方法，而西医则主要是因果分析性的。所谓感应，是指两个空间位置不同，产生时间相同的事物或现象之间的逻辑关系，就像电磁感应一样，即两种东西不分先后同时相互作用。

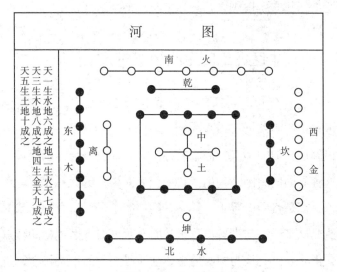

图1-1-9-1　河图

　　由于中医理论具有突出的空间性，因而在时间性上黯然失色。中医理论的三维性，具体表现在五方学说与天地人三才思想上。五方学说出自河图（图1-1-9-1）："一六为水，为北方，为冬日；二七为火，为南方，为夏日；三八为木，为东方，为春日；四九为金，为西方，为秋日；五十为土，为中央，为四维日。"《内经》广泛应用了五方的概念进行演绎推理，将人体的五脏与五方、五行、五味等联系起来。如《素问·阴阳应象大论》曰："东方生风，风生木，木生酸，酸生肝，肝生筋，筋生心。肝主目……南方生热，热生火，火生苦，苦生心，心生血。血生脾，心主舌……中央生湿，湿生土，土生甘，甘生脾，脾生肉，肉生肺。脾主口……西方生燥，燥生金，金生辛，辛生肺，肺生皮毛，皮毛生肾。肺主鼻……北方生寒，寒生水，水生咸，咸生肾，肾生骨髓，髓生肝。肾主耳。"这样，以五方为框架，将风、火、湿、燥、寒与五行、五脏等人与自然的同一属性物质联结起来，并具有了无限的广延性。三才思想来自《周易》。易曰："兼三才而两之，故《易》六画而成卦。"又曰："天地定位，山泽通气，雷风相薄，水火不相射，八卦相错。"三才即天地人，《素问·宝命全形论》曰："天覆地载，万物悉备，莫贵于人；人以天地之气生，四时之法成。"在这里，出现了天地两个方位，使只有横向方位的五方学说在纵的方面又有了上下两个方位，因而由两维的面构成了三维立体空间。人在这个空间中，无处不受着环境的影响，所谓六合而定中，亦含有此意也。《素问·阴阳应象大论》又云："清阳为天，浊阴为地，地气上为云，天气下为雨，雨出地气，云出天气。故清阳出上窍，浊阴出下窍，清阳发腠理，浊阴走五脏，清阳实四肢，浊阴归六腑。"这就将天地阴阳与五脏六腑、上窍下窍、腠理四肢等在纵的方向有了联系。人在六合之内，与天地五方都有了密切的关系，使人体亦构成了一个小宇宙。正如《灵枢·岁露论》所云："人与天地相参也，与日月相应也。"因此，中医理论形成了特有的立体空间的构架，具备了三维性。

二、宏观观察的相对稳定性

中医理论广阔的空间构架决定了必须宏观观察。茫茫宇宙之大，都在中医的视野之中。不进行宏观观察，就不能把握全貌与统领全局。观察宇宙的目的在于了解人的生命现象，这就必须把人体当作一个小宇宙来观察。它与西医的整体观截然不同。中医是以大宇宙来说明小宇宙的，所以一些术语概念只定性而不定量。你能说风寒暑湿燥火它们的量各有多少吗？"心经有火"，这个"火"有多大多小？因而在某种意义上来说，中医是没有微观的。如果说，中医亦讲微观，那也是用宏观的外衣去把握局部的，正如孙悟空的分身法——大毛猴变成小毛猴而已，猴皮内的东西，大小都一样。因为它是在宏观的基础上，通过"象征"这个探测器探测出来的微观。中医理论远在几千多年以前就形成了，当时人们认识人体生命现象总是和大自然连在一起的。正如恩格斯所说："在希腊人那里——正因为他们还没有进步到对自然的解剖分析——自然界还被当作一个整体而从总的方面来观察。"由于历史条件的限制，不可能借助什么先进的仪器，只能靠肉眼直接观察。但人类视觉机能有个不容忽视的特点，就是远望小而近看大，远模糊而近清晰，远望慢而近看快。中医理论有如此庞大的空间构架，上为天，下为地，四周又具有无限的广延性，所以要了解人与自然的关系就必须从"远距离"的角度观察，站得高，才能看得远，否则会不识庐山真面目。正因为古人是如此"远距离"的宏观观察宇宙与人体，因而只能看到宇宙万物与人体的外在表现。从人与大自然的空间相对位置来看，几千年来，几乎察觉不到它的变化，几乎是永恒的、亘古不变的，然而它们又都是在运动着的，如阴阳、五行、六气、日月、四季等等。如果说有变化，也是指春夏秋冬、朔望圆缺、日出日没的天体运行之变。所以中医理论产生的另一个基础就是宇宙阴阳节律的变化。从时间上看，外在表现要比内在的东西变化慢得多。谁能说出古代的日月与现代的日月有什么不同？古代的阴阳、水火、寒热、湿燥与现代的有何差异？金、木、水、火、土的属性古今有哪些区别？当然，从微观上来讲，变化是有的，不然，事物就不会发展变化，但从宏观上来看，变化是微乎其微的。就人类来讲，古人与今人的外形特点与生理病理过程基本是一样的。人类对于疾病的痛苦感受古今中外亦基本是一致的。所以《内经》等中医古籍中提到的一些症状体征在现代人身上亦仍然如此。如古人有疼痛、发热、抽搐、腹泻、咳嗽、呕吐等临床表现，现代人患病后不也是这些症状吗？从宏观的外在表现来看，古今并无多大改变。因为中医就是靠人的感官直接感知事物的表面特征和外部联系去推知规律，又以客观的表面现象来阐明。所以钱学森称它是"唯象理论"。但也正因为它是唯象的，它才具有了艺术性质而区别于现代科学。因此，从科学的角度去观察它、研究它，当然会说它落后、甚至造成许多误解。

在时空性质上，中医的空间性极强、时间性极弱，空间的相对稳定亦决定了艺术的相对永恒。也决定了中医发展缓慢的内在基因，所以客观与整体观察正是中医发展缓慢的基本因素。西医与中医相反，它们是从微观的角度研究事物。微观必须近距离观察，所以科学技术的时间性极强而空间性较小，因而科学技术必须不断更新，艺术则不然。从视觉心理上讲，我们对宏观的远距离的事物就感到过得很慢，对微观的近距离的事物就感到过得很快。正如我们站在山顶上看一列火车，你感到它跑得并不快，但当你站在火车旁边与它擦肩而过时你就感到它跑得非常快。这亦是一种相对论。西医是微观的、近距离的、时间的，你感到它发展很快。从宏观上来讲，从古到今，人类还是人类，外表上并无多大变化。但从每个人来看，都经历着生、老、病、死。再就人体内部的生理变化来说，红细胞平均寿命仅120天，卵细胞仅存活18—30小时。人体的细胞每天都有新生与死亡，生化反应每分每秒都在发生。正如恩格斯所说："生命首先就在于：生物在每一瞬间是它自身，同时又是别的东西。"所以宏观与微观的方式不同，所观察到的事物的发展快慢也不同。我们感觉到中医发展缓慢甚至停滞不前，而西医发展很快，不能说与观察事物的方式无关。从古至今，人与宇宙万物的空间位置虽然没有多大变化，但其在不同位置上、不同的时间上时刻发生着变化，而且它们之间的相互联系、相互影响的感应性变化亦同步地向前发展，并随着时间的推移而保持着均衡性。这种同步性与均衡性正是中医平衡观的根本所在。《内经》讲究"阴平阳秘","阴阳平衡",其道理亦寓于此。因此,中医认为人必须顺应大自然,与大自然保持动态的协调与平衡才能长寿。《素问·四气调神大论》云:"夫四时阴阳者,万物之根本也。所以圣人春夏养阳,秋冬养阴,以从其根,故与万物沉浮于生长之门。逆其根,则伐其本,坏其真矣。故阴阳四时者,万物之始终也,死生之本也。逆之则灾害生,从之则苛疾不起。"《灵枢·顺气一日分为四时》亦云:"春生夏长,秋收冬藏,是气之常也,人亦应之……"。大自然的空间是广袤无边的,中医理论与宇宙长河融为一体,它的宏观性决定了它的稳定性。但这种稳定性亦是相对的,因为任何事物都是在运动变化的,只是空间大了,你就感到慢了,相对稳定了。正如我们生活在地球上,由于地球之大,你并感觉不到它在运动,但实际上你已"坐地日行八万里了。"

三、空间构架是中医艺术性质的基础

中医理论虽然建立了广袤的空间构架,但其核心还是人,空间构架中的万事万物都与人有密切联系。恩格斯说:"当我们深思熟虑地考察自然界或人类历史或我们自己的精神活动的时候,首先呈现在我们眼前的,是一幅由种种联系和相互作用无穷无尽地交织起来的画面。"这种"交织起来的画面",正是中医空间构架立体思维方法的基础,使中医理论具有了边缘不清的模糊性。亦正因为画面的交织,使中医又具有了形象性与变形思维。由于变形思维又必须运用象征。因而有了空间性就有了形象性，有了形象性也就有了艺术性。只有运用象征，才能将人与自然的种种联系沟通起来，天人才能相应。变形思维的基础是事物间的相似性，相似性的基础又是事物的异质同构关系。在中医理论的空间构架中，仰观宇宙之大，俯察万物之繁，映入人眼的都是物质的具体形态。有人认为中医没有形态学，这种观点有点偏颇，中医的形态是宏观的，是大自然的形态和人体形态之结合，只是没有微观形态，所以中医必须以直觉思维去感知和认识世界。

中医的形象思维与文学的形象思维不同。中医是通过形象思维去说明事理。让你如具其形、如观其色、如闻其味，最后让你领悟其理。而文学则是通过形象以情感人。艺术的特征是形象思维，而形象离不开空间。中医理论涉及的形象大至日月、小至肉眼能看到的一切物质，所以中医理论空间构架的无限广阔决定了必须宏观观察。宏观观察的相对稳定性奠定了中医理论的相对永恒性。所以几千年来，中医经久不衰，《内经》等经典著作一直被认为是学习中医必读之书，亦即必须尊经，不尊经就失去了中医特色。此外，中医理论的空间性给中医形象思维奠定了基础，形象思维又决定了中医的主体性质是艺术而不是科学。艺术的相对永恒亦决定了中医经典著作永葆青春。如果将中医置于科学的位置上进行研究，认识不到其艺术性质，将会使中医失去自我。不能因为中医能防疾能治病，就认为一定是科学。艺术也可以有科学效应的。但效应不能等同于产生效应的事物的本质。

第十节 中医——中和之医

关于中医的定义，现代汉语词典释为"中国古有医学的简称"，《中医基础理论》认为"中医学是在中国产生，经过数千年发展而形成的一门具有独特理论体系，并有丰富的养生方法和诊疗手段的医学"。也有学者认为："中医是随着西医传入我国而创立的新概念，是对中国传统汉族医学的简称。"但是，正是这个"中"字，不仅体现了中国地域的特点，同时亦体现了中医本质的特点。之所以冠以"中"字，正因为它不同于其他科学。因为科学是无国界的，西方其他科学技术传入中国，并没有使中国的其他科学学科都冠以中字，如并无中国数学、中国物理学、中国化学等等。因为科学是反映客观世界的规律性的。爱因斯坦的相对论不论在哪个国家都一样。都不必冠以地域的名称。为什么中国医学要冠以中字呢，而且历经近百年的中西医论争，至今仍未休止。可见中医生命力之强，不仅二千年来经久不衰，并且目前仍能与西医共存，这里不禁使人要问：中医究竟是一门什么性质的医学呢？

一、中字的含义与中国古代哲学基础

中字虽然代表中国或中华地域，但中字在中国古代有特定的含义。《说文解字》：内也。从口。丨，上下通。中间的一竖"丨"表示上下贯通。《实用大字典》：和也，方位也，合也，正气也，正道也。精神也，心也。《内经》："天地者，万物之上下也"。可见上下指天地。上下通即天地通也。易曰：天为阳，地为阴，中字以贯道天地阴阳，使天气下降，地气上升，故而使阴阳调和。周易认为太极生两仪，两仪者，阴阳也，天为阳地为阴，以天地定位，将宇宙间万事万物分为两大类，这两大类事物在"同声相应，同气相求"的作用下，本乎天者亲上，本乎地者亲下，各从其类。这是我国最早的事物分类方法。也是最早出现的类概念。这两大类事物的属性就构成了太极图。太极图显示了阴阳平衡，而且阴中有阳，阳中有阴，这种阴阳的平衡关系是万事万物皆遵循的基本法则。故易曰："天地设位而易行乎其中矣……引而伸之，触类而长之，天下之能事毕矣。"这里引而申之，就是引申阴阳平衡与中和的道理。这一观点对中国古代文化有极其深远的影响，它是当时古人认识世界的一种范式，它影响到我国传统文化的各个领域。这一理论渗透到儒家，就是儒家的中庸之道，渗透到道家，就是道家的万物负阴而抱阳与老子、庄子的阴阳互补说。渗透到中医学就是中医的阴阳平衡观。所以历史上不少儒生也是医家。儒家的核心思想是仁，故称医术为仁术。仁字的本义就是"生"，所谓"生生者，仁也"。而仁又体现了阴阳调和平衡状态。《说文解字》："仁，亲也，从人从二"。亲者，父母也。《庄子·养生主》曰："可以全生，可以养亲"。此处之亲，即指父母，可见"从人从二"的此二人即指父母。父母为一男一女，男为阳，女为阴，亦即一阴一阳。父母这一对阴阳关系是调和的，可以调合成一个统一体。故易曰"一阴一阳之为道"，"男女媾精，万物化生"。此处之男女亦指阴阳。所以仁字也象征了宇宙间万事万物对立双方的关系与自然法则。因而儒家讲究"和为贵"与"中庸之道"。他们认为，中者，不偏不倚，无过不及之名。庸者，平常也。中者天下之正道，庸者，天下之定理。中也者，天下之大本也，和也者，天下之达道也。致中和，天地位焉，万物育焉。故以医乃仁术，不仅是指医德医风还体现了中医的中和本质。有的学者认为《道德经》的"道生一，一生二，二生三，三生万物"的三可以理解为介乎阴阳之间的中介，中介则是阴阳平衡的结果。古代认为仁与生机有密切的关系，故称具有生机的果核为仁，如杏仁、桃仁等。果仁的两瓣代表阴阳双方平衡之势，胚芽正是双方中和的结果，它具有萌发生长的潜能。人的大脑亦有左右两个半球，正体现了左右阴阳的平衡状态。高亨说："庸由正中而来，正中者，无过，无不及，无偏，无邪也。"因此中正则无邪，邪则不中正。中医所讲的邪气，正是不中正的结果。

二、中医理论中的中和思想

中医理论的核心可以说就是中和，是中国古代哲学思想在医学领域的具体体现，所以它离不开阴阳平衡、阴阳中和的观念。所谓医易同源，实质上就是同源于这种中和思想。儒医相通，亦是通于中和之理。易经、内经中的这种平衡中和论可以说是一脉相承的。儒家将易经列为诸经之首也正是这个道理。中医认为人会生病的原因就是阴阳失去了平衡。《内经·生气通天论》曰："凡阴阳之要，阳密乃固。两者不和，若春无秋，若冬无夏。因而和之，是谓圣度。故阳强不能密，阴气乃绝；阴平阳秘，精神乃治；阴阳离决，精气乃绝。"这里指出阴阳必须平衡协调。所谓度、亦即中和平衡。认为人体要想保持健康，必须阴阳平衡中和。若二者不和，就会生病。所以

"阴胜则阳病，阳胜则阴病。阳胜则热，阴胜则寒。重寒则热，重热则寒。"（素问·阴阳应象大论）在治则上，认为治病必求于本，这个本就是阴阳。《内经·阴阳应象大论》曰："阴阳者，天地之道也，万物之纲纪，变化之父母，生杀之本始，神明之府也，治病必求于本。"明代张景岳也说："医道虽繁，可以一言以蔽之，曰阴阳而已。"所以临床治疗，重在调节阴阳平衡。故调节阴阳，以平为期。使偏盛偏衰达到平衡中和。在这个原则下，就得抑盛扶衰，因而采用寒者热之，热者寒之，虚则补之，实则泻之，结者散之，留者攻之，燥者濡之，散者收之等相反疗法，以求达到阴阳中和平衡。在用药时又要遵循补而勿滞，伐而勿过，寒而勿凝，热而勿燥等原则，使之达到中和平衡状态。目前普遍认为中医的特点是整体观念与辨证论治，其实中医的特点就是"中和"。因为辨证论治是一种手段，其目的是为了调节阴阳平衡，使之中和。整体观也不是中医的专利，西医也讲整体观。如果说中医的整体观与西医的整体观不同，则中医的整体观是建立在"天人相应"基础上的整体观。

三、中医的原始思维轨迹

中医的特点既然是阴阳平衡，使之中和，那么就必然会产生阴阳平衡之间的中介状态。如太极图中间的"S"线就是中介。正数与负数之间的"0"是中介，酸与碱之间的中性就是中介。恩格斯说："一切差异都在中间阶段融合，一切对立都经过中间环节而互相过渡，对于自然观的这种发展阶段来说，旧的形而上学思维方法就不再够了。辩证法不知道什么绝对分明的和固定不变的界限，不知道什么无条件的普遍的'非此即彼'，它使固定的形而上学的差异互相过渡，除了'非此即彼'，又在适当的地方承认'亦此亦彼'，并且使对立互为中介。"这里指出，事物的发展是间断连续性的辩证统一。中医的中和与平衡离不开中介，中介的特点就是亦此亦彼。因为在亦此亦彼中包含了事物的相互关联及相互转化的中间阶段。这一特点在原始思维中处处可见。原始思维的特点是意象活动，意象在形式上主要是一种"象"，这种象没有特异性，象与意之间往往有一段距离，即象不能完全代表意。这种象具有多种特性，就是亦此亦彼。如石头这个意象可以代表石头本身，也可以代表坚硬；火焰这个意象可以表示火烧，也可以表示火红，向上等等。从这里我们可以联想到《周易》的"立象尽意"与中医的"取象比类"，《周易》与《内经》成书于二千多年以前，它的思维方式明显地带有原始思维轨迹，它们所指的象与原始思维中的意象活动惊人地相似。意象之间没有严格的逻辑关系。只能根据相似的原则和关联的原则来储存，因而也只能根据相似的原则和关联的原则去寻找。所以意象会产生"类比"，在类比的基础上可产生衍生与转移。由于意象相似，便会产生触类联想，于是由此象可衍生出彼象。意象的类比与《周易》将事物分为阴阳两大类几乎是同出一辙。中医为了辨别与判断事物的性质又采用了"取象比类"，先根据象的特点判别该象应归于哪一类。如向上的、积极的、热的、光明的、外在的、快速的、动的归于阳类；向下的、消极的、寒的、黑暗的、内在的、缓慢的、静的归于阴类。阴阳归类确定后，再根据阴阳的偏盛偏衰进行调节，使之达到平衡中和。中医的阴阳概念与《周易》的阴阳一样，都是将天地之间的万事万物统一划分为两大类，是在天人合一、天人相应的基础上总的分类。它不具体地指某个事物，但又包含了某个事物，是亦此亦彼，并非非此即彼。所以它讲究矛盾对立双方的中和。因为古人认为中和才能中正，中正才能无邪。所以邪是不中正的结果，"邪之所凑，其气必虚"正是这个道理。

四、中医与艺术的关系

艺术的生命是"和谐"，中医的特点是中和，中和者，和谐也。中和的特点是亦此亦彼。亦此亦彼的事物还有哪些呢？最明显的不外乎艺术了。因为艺术是以形象思维为特征的，它的"形象"和《周易》立象尽意的"象"，中医取象比类的"象"以及脏象、脉象、舌象等"象"和原始思维中意象的"象"具有显著的同一性。因此它们在思维方式上基本是相同的。都是以形象思维为主要方式。意大利维柯认为形象思维有两个基本规律。一是"想象性的类概念"，他认为人类喜欢在事物中看到相同或类似，用形象鲜明的个别突出的具体事物来代表同类事物。把一切特征都归结到个别上去。他的另一个观点是"以己度物的隐喻"。他的这种观点不仅适用于文学艺术，同样也适用于《周易》与中医理论。因为代表同类事物的具体事物就是文学艺术的典型，以己度物的隐喻实际上就是艺术领域普遍运用的表现手法，诸如比喻，象征等等。《内经》中运用比喻之处也颇多，如"上焦如雾，中焦如沤，下焦如渎"等。《周易》与《内经》都认为天是代表阳类的具体事物，地是代表阴类的具体事物。阴阳两类事物在宇宙间相互交感，形成了万事万物。而这万事万物无不打上阴阳的烙印，都有阴阳的遗传基因。故曰"天地设位，易行乎其中矣"。医、易都离不开这一法则的支配。五行也是一种类概念。以木火土金水五种具体物质代表了自然界五类事物的相互关系。如木既代表肝，又代表青色与东方；火既代表心，又代表红色与南方等。肝经有火，并非肝脏真的起了大火，而是象征肝脏有了类似火的属性的病理改变。上述情况都说明了类概念的中介性质，即亦此亦彼的特点。文学艺术领域运用的象征、比喻等手法，也都是亦此亦彼的中介概念。中医理论中运用象征的地方很多，天地代表阴阳，天地就是这两类事物的象征，木火土金水就是五大类事物的象征。也可以说，形象的类比就会产生象征、转化与衍生。中医的证为什么具有不确定性，正是因为它具有象征性。而"象征的两个重要的特征是它的开放性和对变化着的环境的适应性。"中医的证和文学艺术中的典型一样，都具有亦此亦彼的多重性。林黛玉是封建社会妇女的一个典型，尽管作者在小说中对她的性格形象描写的栩栩如生，但不同读者读了小说以后在各自的头脑中产生的林黛玉形象各有不同。因为每个人的审美观点、生活经历、艺术素养不尽相同，即使读的同一篇小说，由于内心世界观的个体差异就会产生各自脑海中的林黛玉形象。电视剧演出来的仅仅是导演与演员对原著理解与演员形象的结合，是千万个林黛玉的其中一个。同是一个证，不同体质、不同疾病的临床表现各不一样，不同医生的主观观察与主观体验也不尽相同。所以要给证规定一个金指标使它标准化，那正如只要电视剧中的林黛玉而不要红楼梦原著一样。类概念是中医推理判断的基础，取象比类是推理判断的一种手段。在创作文艺作品时，作家也要运用类概念。如著名诗人何其芳在创作"我为少男少女们歌唱"时，那是在一个美好的早晨，当时他感到早晨、希望、少男、少女、未来的事物与生长中的力量，都具有共同特点，在这一激情的驱动下一气呵成写了这一著名诗篇。在某种意义上说，文艺作品和中医一样都具有中和性质。弗洛伊德认为作家创作是一种精神上的满足，做梦也是一种愿望的满足，他认为诗人写诗是在做白昼梦。而"梦对于对偶矛盾这一范畴的态度特别引人注目，而人们却常常简单地忽略了这一范畴。'不'这个字在梦中似乎是不存在的。梦表现出一种特别倾向，将两个对立的东西调和成一个统一体，或者将两者表现为一个东西。梦甚至随意用对立（相反）的愿望来表示任何基本因素。"弗氏的这一观点与《内经》中的对偶概念不是很相似吗？《内经》用阴阳、寒热、表里、虚实、动静、天地等相反的对偶概念来表示人与大自然的关系。中医治病就是要将两个对立的东西调和成一个统一体使之中和平衡。中医之所以与艺术一样相对永恒，正是由于它运用了类概念与象征等推理构架，使它具有开放性与不稳定性，什么事物也可以套进去，像什么又不像什么，具有模糊性与不精确性。科学与此相反，就是非此即彼，要有明确的清晰性，清晰才有规律，有规律科学才能驻足。由此我们可以思考一下中医的性质；是科学还是艺术？

第十一节 东西方艺术与中西医特色之比较

东方艺术和西方艺术受人类自然观的不同，也表现出显著的差异。东西方美学的互补正如中西医结合一样，可以在部分领域中弥补自己的不足。

一、东西方艺术差异

由于人类自然观的不同，西方文化注重局部剖析与物质结构，东方文化则注重整体综合与功能表现。在这两种自然观的影响下，给东西方文化带来了显著的差异。钱穆在《现代中国学术论衡》中说："在中国乃是由人文发展出科学，在西方则由科学演出为人文"。唐君毅先生也曾说，西方以科学精神对待艺术，中国则以艺术精神对待科学。西方艺术受科学思维的影响，因而具有明显的清晰性。由于受亚里士多德的摹仿说的影响，西方艺术注重对客观世界的准确细致描摹。这与西方科学的微观剖析几乎是同出一辙。在科学家探索物质结构的同时，艺术界也在追求美的"第一原理"和"美是什么？"这种探索无论在科学界还是艺术界都很容易为研究对象作出社会历史的定位，也很容易留下其发展进程的具体轨迹，从而以否定和继承来求得前进。东方艺术突出整体性，讲究"气韵生动"。这里的气是指宇宙生命，是一种流荡广远与包含广远的整体性存在，容不得分割与阻断。这种"气"化解了主客体的界限，也模糊了人与自然的鸿沟，是"天人合一"哲学的派生概念，它体现了"艺术以整体拥抱世界"的道理。东方美学把天地、宇宙与生命融成一体，这本是人类初始状态的一种感受。东方艺术的这些特征与中医的性质有什么两样？不也是完全吻合吗？然而，无论西方艺术还是东方艺术，各有其优势与弊病。这些优势和弊病与中医和西医的优势与弊端是如此惊人的吻合。

人们对于艺术或美的感受，受各自主观因素的影响，每个人的审美观点与主观感受是不尽相同的，所以对艺术感受规范化，标准化是行不通的。因为美的本质是属于整体功能范畴之内的模糊概念，这又与科学的清晰性势不两立。中医的整体性也带来了艺术的特征，所以它也是靠人的主观感受来反映客观世界的，例如虚、湿、寒、热等。由于人们的生活阅历、文化素养、知识结构、经济基础等的不同，各自对客观事物的主观感受亦不会相同，所以中医概念的定量化与标准化是中医存在方式本身所不允许的，如果硬要达到其清晰性也就失去了自身。西方艺术的清晰性亦给自身带来了片面性，局部清晰却失落了整体和谐与感应。因此东西方美学的互补正如中西医结合一样，可以在部分领域弥补自己的不足。无论人类与自然的关系还是人类本身的相互关系，都是从混沌的整体出发，以分解化、个别化然后再进入整体。西方文明的优势在中间阶段，而东方文明在维系着起始和未来。后现代主义思潮的出现，一方面反映了当代世界社会经济转型的需要，另一方面也反映了东西方文化发展的趋向与要求。在后现代主义者看来，简单的东西应复杂化，清晰的东西应模糊化，单一的东西应多元化，熟悉的东西应陌生化。它反对将事物看成是简单的线性因果关系，反对非此即彼的分类关系，主张亦此亦彼，这些观点与中医的艺术特征不谋而合。

二、中医特色与中医发展

中医的发展与现代化，与汉字改革相似。虽然汉字有人自嘲一词多义，一音多字，难以适应现代科学技术发展的需要，改革了多少年，结果怎么样？拼音文字能完全取代方块字吗？经过努力，汉字不是也同样可以输入电脑吗？若从西方人极力寻找摆脱形式逻辑对语言的重要压力来看，汉字文言却正是以意合法建构而不拘于形式逻辑的思维工具，它象形、写实，更是拼音文字不可企及的优点。中医现代化必须是在不损害自身艺术特征的前提下与现代科学技术的结合。不能完全以科学的方法去肢解中医，否则就会使中医失去自身。中医好比一个苹果，吃了苹果就可以吸收其中的营养成分，如维生素、矿物质、碳水化合物等等，若单将提取出的维生素、矿物质和碳水化合物等吃进去，还有苹果的味道吗？

东方艺术与中医的共同特征还体现在二者都注重精神性、整体性、原始性与模式性。所以二者在现代科学技术发展的今天，都存在着无法回避的共同弱点。东方美的精神性与整体性体现在人们的主观意念，当然也面对客观物象，但这种物象经审美主体的交互感应后就蜕变为一种精神的物化方式，绝不再拘泥于客观的真实性。如中国的写意画、象形字、书法艺术都以特殊的线条体现了多姿形态的精神效应。中医运用的是意象思维，古人谓之"医者，意也"。程门雪教授评叶天士医案说："清真灵活，如思翁笔法，渔洋绝句，令人意远"。《素问·八正神明论》对临床思维概括曰："请言神，神乎神。耳不闻，目明，心开而志先，慧然独语，口弗能言，俱视独见。

适若昏，昭然独明，若风吹云，故曰神。"这里生动地描述了中医直觉思维的意象性。清代袁枚在《随园诗话》中，记录了与叶天士齐名的名医薛雪谈临床思维时说："我之医，即君之诗，纯以神行。所谓'人居屋中，我来天外'是也"。这些都充分体现了中医的艺术特征与精神性。在叶天士医案中随举一例，即可说明叶氏应运艺术的直觉类推阐述医理："形盛脉微，阴浊内盛，阳困不宣之象。食下胀，中脘时作胀痛。阳以通为用，阳气流行，阴浊不得上干矣。所谓离照当空，阴消散是也"。上述生动地说明了中医的艺术性、精神性、整体性。有的学者想把中医的科学内核从中医文化中剥离出来，这是不可能的。既然大千世界一切都可以交融为一体，因而中医理论也就很容易被天文、地理、人文、自然现象、伦理道德、科学等学科所交融。它带来的后果是缺乏局部的剖析，整体掩盖了局部。中医理论的这种情况在古代社会可以安然适应，而在科学发展的今天，特别是面临现代医学的层层对应的情形下，必然会引起碰撞与挑战，逃不脱现代科学的盘查与审视。所以中医必须在自身存在特点的前提下，与现代科学技术结合，加速现代化。

有的学者认为，中医是一种模型论科学，非线性的科学。模型论科学把理论看作一组与经验同构的模型，用模型化的方法表达理论，用"同构"概念来说明理论与客观对象之间的数学关系和物理关系。模型的优势在于，除部分地包括对实际观察到的现象描述外，还可以包含许多非实在因素对应的结构，模型是理论的一种逻辑演算形式，是一种模型化了的理论形式，其中的命题不一定要看成真的，但在它们的集合中必须是可逻辑推论的。运用模型可以从原始观察陈述出发，推论出尚未观察到的一些有关命题，而这些推论的结果又可以成为新的初始命题，由此不断地去寻找越来越多的可观察性质。其实上述的模型论实际上就是中医艺术的模式化，但非要把它定为科学，只好称作"模型论科学"。但从它的内涵考察，"模型的科学"符合科学的概念吗？实际上乃是中医艺术特征的体现而已。因为科学反映的是客观世界的规律，是对宇宙万事万物规律的探讨，是可以重复的，离开规律科学也就不存在了。

东方美学的程式化与中医的模式化像一对孪生兄弟。这种特点均出自艺术思维方式。艺术的程式化虽有独自的生命力，但其负面却存在着惰性，变化速度迟缓。但它不能老是以古董式的文物或遗迹存在于世。中医发展缓慢也相似于此，它如何既有奔放的现代化又不是程式化的特征，这个难题早已躲不开。中医模式化相似于艺术的程式化，从完形心理学的角度来看，人的意识深层心理结构是一种审美结构，正是它把个体的种种经验构成了美的形式——对称、和谐和节奏的简化形式。这种内在的心理结构与外部事物结构的同形或契合，是人类积累了几百万年社会历史实践活动之后获得的一种能力。在进化过程中，只有那些最省力又能迅速对外做出反应的能力才能被保留。这是经验不断融合简化的过程。那种最经济、最稳定的反应模式，被完形心理学家称为"格式塔"。他们发现，那些在一定条件下，刺激物被组成最完整、最规则、最简单而包含丰富意味的"格式塔"是优良的"格式塔"。文献中指出：阴阳五行太极图和类似五行生克图的五行图，正是这样的"格式塔"。中医的辨证证型、阴阳八纲也亦均是这种"格式塔"。几千年来中医经久不衰也正是这种"格式塔"在起作用。这种格式塔也正是艺术典型的雏型，中医如何能在现代社会既保持这种艺术的形体又能驾驭现代科学的能力，这正是中医现代化所要追求的远大目标。

第十二节　中医的自然美及艺术美

中医在二千多年以前就基本形成了，由于历史条件的限制，对于人体生命现象的观察总是和自然界连在一起的。中医在理、法、方、药等方面，都离不开对自然现象的运用。中医之所以蕴藏着美，就在于它的理、法、方、药中充满了形象思维。形象思维是文学之艺术的特征。中医离不开形象思维，是一门形象化的学科或称作医学与文学的学科。

一、中医的自然美

人类生活在自然界中，和大自然有着千丝万缕的联系。人们在认识自然与改造自然的过程中，也逐步认识和改造了自己。因此，古人在观察人体的时候，总是和自然界联系在一起观察的。自然界的事物是具体的、形象的，又是千变万化的。正如恩格斯所说："当我们深思熟虑地考察自然界或人类历史或我们自己的精神活动的时候，首先呈现在我们眼前的是一幅幅由种种联系和相互作用无穷无尽地交织起来的画面。"这里提到的"交织起来的画面"使我们联想到中医的思维过程。中医在二千多年以前就基本形成了。自然科学还没有分科，由于历史条件的限制，对于人体生命现象的观察总是和自然界连在一起的。《内经》中的"天人相应"学说，就集中地反映了这一特点。如《素问·阴阳应象大论》中说："清阳为天，浊阴为地；地气上为云，天气下为雨；雨出地气，云出天气。故清阳出上窍，浊阴出下窍；清阳发腠理，浊阴走五脏；清阳实四肢，浊阴归六腑。""天人相应"的思想观点，正是中医理论的思想核心，因而中医在理、法、方、药等方面，都离不开自然现象的运用。自然现象所具有具体的、形象的画面与人体的生命现象和生理病理过程交织起来，就形成了中医的思维特点——形象思维。

二、中医的艺术美

形象思维是文学艺术的特征。中医作为一门学科也离不开形象思维。因而中医是一门形象化的学科或称作医学与文学的交叉学科。在古代，文学和科学并不是截然分开的，常常是你中有我，我中有你，因而有不少医学家是文学家，也有不少文学家是医学家。中医和文学的这种关系，首先起源于自然形象在中医理论中的应用。

大自然无疑是美丽的。在中医学的内容中，有日出，有星云，有风景，有细雨，有春夏秋冬的不同景色，有东南西北的地理特征，有动态的，有静态的，还有正在变化着的景物。而这些美丽的自然现象运用到中医学科中仍然不失其"美"的光彩，何以说到"美"呢？马克思曾经提出"自然的人化"这一思想。法国哲学家狄德罗说："只要哪儿有美，就会有这许多人强烈感觉到它"这是因为美都具有形象性的特点决定的。黑格尔也说："美只能在形象中见出"。中医之所以蕴藏着美，就在于它的理、法、方、药中充满了形象思维。

在《内经》中的描述，有平旦，有黄昏，有天、云、雨，有日、月、星辰，也有四时之变、寒暑往来，有东南西北，有热燥湿风。在"摄生篇"中，有"广步于庭，被发缓形"，有夏三月的蕃秀，万物之华实，有青黄赤白黑的色彩，有喜怒悲恐惊的面容，有风吹，有细雨等美的场景。在中药中有许多药物都是名贵的花卉，使人联想到百花的艳丽、浓郁的芳香。有娴静的芍药，有庄重的牡丹，有傲霜的菊花，有玉洁的水仙，有娇艳的大丽菊，有清香的茉莉花……。可以说一张处方上的药物就是一个小的花园。

中医里面自然现象之所以美，与"自然的人化"分不开。人类在改造自然的实践中，使自然与人的关系发生了根本变化，从与人相对抗的力量，逐渐转变成对人类有益，为人类服务的对象，它或者作为人的生活环境出现，或者成为人类物质生活或精神生活的资料来源。总之，成为人类社会不可缺少的东西。对中医来说，它又成为阐明人体生命现象的载体。用马克思的话说，就是成为人的"非有机的身体"。这种被打印上人的意志的自然，就是"人化的自然"，它的实现过程，就是"自然的人化"过程。

从"人化的自然"上面，不仅可以看到它本身的自然属性，而且还可以看到它在社会实践中的客观意义。这样它才具有了"美"的特征。中医里面的自然现象与一般的自然现象不同，因为它的自然属性不仅具有社会内容，而且还反映了人体的生命现象和生理病理过程，它除了具有一般"自然美"的社会性外，同时还具有人的生理病理属性的"科学美"的特征。中医的自然美，当然离不开它的自然属性。如竹的虚心有节，菊的傲霜斗雪，这些都是人类在社会实践中赋予它们的社会特性。但在中医来说，竹叶具有清热除烦，竹茹具有清化热痰，竹沥具有祛痰止咳的作用。菊花可以除热、明目舒肝。这就使它们具有了人的生理病理属性。正如马克思所说，成了人的"非有机的身体"的一部分。因而自然现象的社会美与科学美在中医领域达到了统一。中医理论中的天人相应学说，也是把自然现象当成了非有机的身体。

　　中医所用的语言是模糊的语言，但这些语言都精确地反映了事物的声、色、线、形及其构成的具体形象，因而可以被人的感官直接感受。中医的语言有不少是描述自然现象的，所以中医范畴内的自然形象，除给人以一般的自然美感外，还在意象类化的基础上推演到人的生命现象，赋予了人的生命之美，正如德国大诗人歌德说："人从广阔的世界里给自己划出一个小天地，这个小天地就贴满了他自己的形象。"这种观点与中医的天人相应学说不也相类似吗？中医通过自然界与人体生命现象之间的相似结构，把人体比作一个小宇宙，这些自然现象构成要素之间的相互关系不仅和人的生理病理过程的构成要素相对应，而且和人的心理要素的构成相对应，因而在这种"三维坐标"上便产生了特殊的"美"。它是大自然、人的生理病理、心理活动三者"异质同构"的产物。中医把大宇宙和人体这个小宇宙联系起来便产生了"美"。正如桑塔耶纳所说："可能发生表现价值之最纯粹的情况是：两项本身都平平无奇，而使我们感到愉快的在于把它们联系起来的活动。"他又说："这种关系性质的活动所产生的快感，是领会到一种明确形式的快感，再没有什么比这更彻底地是一种形式美了"。

第二章
中医药现代化

第一节　中医现代化的探索

中医是随着近代西方医学传入我国而创立的新概念。一百多年来，中西医论争一直未休止，由于中医理论体系与西医截然不同，面对西方医学与现代科学的强大冲击，不少有识之士想用现代科学技术武装中医，让中医拿起现代科学技术这个新式武器。

一、中医概念的来源

"中医"这一随着近代西方医学传入我国而创立的"新"概念，从产生的那一天起，就开始了与西医的比较与区别。中国医学在西医传入中国之前，仅称之为"医"。《汉书·艺文志·方技略》记载有汉以前的医书七部，称之为"医经"。医生记载病人诊疗情况的记录称为医案，为皇帝和宫廷官员看病者称为太医或御医。可见在清代以前，中国医学不冠以"中"字，中医概念是在清代出现的，亦即1840年鸦片战争前后才有。据文献记载，清咸丰年间（公元1851年）英国教会医生合信在中国出版医著《西医略论》中，其中一章为"中西医学论"是最早的比较中西医学的中文专著。文中提到"中土医学"，把"中土之医"与"西医"相提并论，合信用中西医地域的不同把两种医学区别开来。以后几十年，随着两种医学的比较与汇通，为了区别中国传统医学与西方传入的医学，逐步提出了"中医"这一特定的名称。但是中国是一个多民族的国家，传统医学中还包括藏族医学、蒙族医学、朝鲜族医学等等，所以中医的中字来源于原来的"中华"、"中西方"地域之含义。中医实指中国的汉族医学。

二、中医现代化

然而，从中医概念的出现到现在已经历了近二百年的历史，为什么一直沿用中医这一名称呢？难道仅仅是由于地域的不同造成的吗？为什么在众多的学科之中，既没有中国数学，也没有中国物理学、中国化学，偏偏有中国医学呢？这一特点，不能不去考虑中医本身固有的特殊性。它为什么不能像其他学科一样融入到无国界限定的科学领域之中呢？一百多年来，中西医论争一直未休止，直到现在仍在纠缠之中。由于中医理论体系与西医截然不同，面对西方医学与现代科学的强大冲击，不少有识之士想用现代科学技术武装中医，让中医拿起现代科学技术这个新式武器。中医科学化成了20世纪中医发展的一个主潮流。目前发现最早主张用近代科学方法研究中医的文献是1904年成立的绍兴医学讲习社，在其章程中写到"吾国旧医藉中大义微言漓然散布，若以欧西治科学之法理而质之，安知油层奈脱（指沥青）之中不更有未发现之原质也"。嗣后，何云鹤在《整理国医学术刍议》一文中指出："改进国医必须采用现代科学医学之知识技能，诚属天经地义，无可更改"。一贯主张医学科学化的时逸人也曾阐述科学化的具体措施。30年代中央国医馆的核心人物陆渊雷、施今墨、焦易堂等提倡"中医科学化"。之后，又出现了"汇通中西医"、"改良中医"、"中医时代化"、"废医存药"、"废止旧医"到建国以后的"中西医结合"、"中医规范化"以及目前的"中医现代化"等等，虽然提法不一，但实质一致，都是想用现代科学理论和方法审视中医、改造中医。

中医现代化的提出，也认为中医是科学，从科学的角度改造中医。那么，什么是中医现代化呢？中医现代化问题的提出起始于1979年在广州会议举行的全国医学辨证法讲习会。在此之前，秉承1964年第三届全国人民代表大会第一次会议提出的四个现代化的口号，医学界有"医学科学现代化"的提法，并提出"我国医学科学的现代化，既要大力发展现代医学理论和最新技术，又要运用现代成果和技术研究中医中药，更好地阐明中医理论的物质基础。因此，医学科学现代化必将促进祖国医学的发展和加速中西医结合的进程"。

在广州会议上，还提出了中医现代化的经典定义："运用现代科学（包括现代医学）的先进技术武装中医、发展中医；运用现代科学（包括现代医学）的知识和方法研究中医、阐明中医"。说的具体一点就是：在辩证唯物主义思想的指导下，多学科地研究中医药理论及其丰富的临床经验，以探索其规律，揭示其本质，发扬其精华，剔除其糟粕。使中医理论经过实验科学的论证，成为严密的先进的科学体系，把中医药学提高到现代科学的水平上来，使临床诊断、治疗具有客观指标，并不断提高其疗效。会议上也有学者认为只要提中西医结合就行了，不必再提中医现代化。但这种观点未能成为主流。会议还确定了我国医学发展的所谓"三驾马车理论"，认为我国医学发展应该同时发展中医、中西医结合、西医三支力量，以推动我国医学发展和进步。再具体点讲，多数学者认为，中医现代化就是与现代科学、现代医学接轨，以客观、规范、定量、精确为基本要求，将中医的概念理论作客观化、定量化的转移。采用实验、实证分析的方法，开展中医学的"实质"研究、"物质基础"研究、器官、组织、细胞、分子水平的研究、使中医气血、阴阳、脏腑、经络、证等抽象概念可以用现代科学、现代医学语言进行阐述和解释，从而使中医成为一门物质基础明确、实验指标客观、数据精确、指标具体的科学。简而言之，中医现代化就是中医科学化。

中医国际化是在中医现代化之后提出来的，其目的就是要使中医药打入国际市场，与国际医药科学接轨。因此不少学者认为中医国际化的前提，首先必须中医现代化，否则就不可能走出国门，国际上就不会承认与认可。所以中医国际化与中医现代化是一脉相承的，都是要使中医科学化。

但是，事与愿违，直至今日中医仍旧是中医，尽管对其理论概念的物质基础进行了寻找，但收效甚微。例如1973年，美国生物化学家戈贝尔在对微观细胞研究时，发现了cAMP、cGMP这对环核苷酸的互相对抗、相互制约，对细胞功能具有调节作用，于是就与中国文化的阴阳学说联系起来，认为cAMP与cGMP就是阴阳学说的本质，但我们能承认这种观点吗？《内经》曰："阴阳者，天地之道也，万物之纲纪，变化之父母，生杀之本始，神明之府也，治病必求于本"。单纯用cAMP与cGMP能解释通吗？有人以尿17羟皮质类固醇含量来诊断肾阳虚证，认为肾阳虚证的实质就是下丘脑-垂体-肾上腺分泌轴的功能紊乱。但肾阳虚证患者的所有临床症状单用尿17羟皮质类固醇含量的改变来解释能说得通吗？活血化瘀研究了二十余年，用血黏度高等指标来诊断血瘀证不也陷入了困境？问题还不仅仅是用这些现代医学指标说明不了中医的原本概念，更重要的是，若以现代医学概念能完全解释清中医的原本概念，那中医也就没有必要存在了。这样下去中医科学化就化掉了自己，而为拓宽西医理论增加了内容。中西医结合的几十年研究，主要是用现代的实验方法去阐明某某药治疗某某病症的现代药理或免疫病理机制，或用研究西药的方法去筛选中药的化学成分等，并没有发现新概念，也没创立新的理论体系，所以中西医结合严格意义上不算一个独立的学科，因为作为一个独立的学科必须有自身独立的概念单元，由众多的概念单元才能构成理论体系。中西医结合只是中医和西医部分内容的相互组合而已，二者并没有融为一体。

三、中医的科学之争

认为中医是科学者，说它是古代科学，所以要现代化；认为中医是非科学者，也要将它科学化并向现代科学看齐。正如聂精葆所说，20世纪在科学主义笼罩下的中医，认为只有科学才是真理，而且认为科学与非科学之间界线绝对分明，前者代表进步、文明，后者等于落后、谬误，而且人类的各种知识都必须向科学看齐，使之成为科学。

但是，尽管认为中医是科学的人们不再质疑中医究竟是不是科学，但都缺乏科学的论证。目前最流行的几种论据是：①中医有数千年的历史，至今仍有生命力；②古典中医理论的不少观点与现代科学的许多最新成果不谋而合；③中医的哲学基础是朴素的唯物论和自发的辩证法，符合科学的辩证唯物主义；④中医治病确有实效。然而这些论据从逻辑上讲不能充分证明"中医就是科学"。第一，历史悠久就是科学吗？中医理论从"内经"到现在一直以阴阳五行的理论为核心，数千年来几乎没有什么大的变更，中医的书籍尽管浩如烟海，但其理论框架基本是一致的。中医理论的本质并没有突破，这一特点符合科学的概念吗？爱因斯坦在考察科学发展的历史之后，曾经得出这样的结论："科学没有永恒的理论"。在科学理论的发展过程中，现有理论仅仅是科学永恒发展链条中的一个过程、一个环节，这个结论恰恰更为深刻地肯定了科学通过不断自我否定才能发展，反过来亦证明了只有不断自我否定并向前发展的东西才称得上是科学。第二、与现代科学的某些原理和观点相一致的东西就是科学吗？自然界有许多事物之间都具有相似性，有相似的地方就能混为一体吗？东方神秘主义与现代物理学的许多观点也十分相似，但我们能认为前者就是科学吗？第三、哲学不能等同于科学，哲学是对宇宙总的看法，哲学虽然是建立在科学的基础上的，但它又不等同于科学本身。第四、有效就是科学吗？经验性的东西也可以有效，但经验却无法帮助人们去认识现象背后的本质，无法帮助人们由现在去把握未来。感性经验的表象性、特殊性和偶然性赋予其自身一种绝对的限制，而这种限制只有靠抽象思维才能解决。所以有效不一定就是科学。

总之，对于中医现代化的探索要有充分的认识，它对中医的发展具有战略意义。

第二节　中医现代化必须实现思维方式与研究方法的转化

中医由于采用的是原始的思想方式和"观察与体验"的研究方法，所以只能以注释、情景描述等手段进行非科学的研究，因而中医文献虽多，却没有发生质变。当前，中医面临着改变其思维方式与研究方法的艰巨任务，只有完成这一任务，才能实现中医现代化。

一、中医的思维方式

关于中医的思维方式，不少学者都认为是形象思维，如"一言以蔽之，阴阳五行、八纲辨证、脏腑辨证、药性理论以及中医理论的其他方面，主要应用的还是形象思维的方法"。

但是，形象思维的基本形式却是意象活动。而意象又是原始思维的基本要素。意象与概念不同，它在表达一定的意念与思想时，必须借助具体的形象。意与象之间还存在着一定距离。意象具有可变性与不确定性，所以必须用"数"来加以限定，这可能就是中国古代象数一体的缘由。假如没有数的制约，象的变异性就更大了，因而亦就失去了象与象之间的对应性，亦就无法运用取象比类的方法进行推理了。如阴对阴、阳对阳、五行配五脏、五色、五方等等。阴阳与奇偶数有关，奇为阳，偶为阴。 中医的意象思维，以具体的形象作为认识的对象，同时亦将直接的外观与感受当作检验自己的认识是否正确的唯一标准。它以意象代替了抽象在认识事物中的重要作用。在意象思维的影响下，将外部世界暂时的不变性当作事物本质的不变性，而又把这种不变性当作唯一的真实性，所以这种思维方式只能使认识停留在宏观观察，难以深入到微观世界。

意象思维的另一个特点是它可以不受逻辑的限制。以意象表示意念，是通过意象的组合与衔接来完成思维过程的。因而它不受抽象概念中的逻辑框架的束缚，它可以超越逻辑判断的屏障。意象与意象的组合或转化，不遵循严格的逻辑原则。根据意象的相似性，可以发生触类联想与类化想象，或由此象衍生彼象，进而表现出现类化与转化等特点。《周易》的"立象尽意"，《内经》的"取象比类"，都是在意象类化的基础上所作的推演。所以阴阳五行、天人相应、脏象经络、八纲辨证等等都是意象的类化概念，并不是科学概念。类化概念指的是某一类事物的整体，而不是其中的个别现象。中医理论具有模糊性，又因模糊概念里的事物（元素）可以是其中的任何一个，所以又具有不确定性，是多样性的统一与许多规定性的综合。

　　这种原始的意象思维，弗洛伊德称为"原发过程"，有的学者称之为"旧逻辑"，因为它不同于亚里士多德的普通逻辑。精神病学家艾尔哈德·冯·多鲁马斯认为，"在正常的（或继发过程）思维里，同一只能够建立在对象完全相同的基础上，而在旧逻辑（或原发过程）思维里，同一能够建立在具有相同属性的基础上"。如在旧逻辑里乳房和苹果可以视为同一，因为二者的形状相似。同样，中医理论可将红色与心视为同一，因为都有火的属性。但是事物的属性是多方面的，按照旧逻辑推理，不可能准确地去认识事物。旧逻辑思维常常把各种事物凝缩在一起，常常把事物看作是 A 与 B 的混合体，因此中医的天人相应思想就是旧逻辑的产物。意大利哲学家维柯认为，由于人的认识限于感性方面，不能抽象思考，对事物得不出明确的概念时，只能凭自己的切身经验，"把自己转化到事物里去，就变成那些事物"，并认为人类喜欢在事物中见到相同或类似，用形象鲜明的具体事物来代替同类事物，即想象性的类概念，实际上这亦就是前面提到的意象的类化概念。人转化到自然中去，天人就可相应起来，具体形象代替同类事物，就形成阴阳五行。

　　中医的取象比类，就是以意象的类化为基础，以事物表象的相似性所作的同一认识，并非在事物本质相同的基础上作同一的认识，因此所作的结论是片面的。它只注重了事物间的相似性，忽略了相异性。所以西医认为是一个症状，中医就认为是一个病，如水肿、发热、胃脘痛、咳嗽等等。中医的这种思维方式，与儿童时期的思维以及梦的活动方式极为相似，都属于原始思维。中医理论在几千多年以前就已形成，它是我国古代原始文化的历史沉淀。对中医思想的尊经复古正如弗洛伊德在析梦时要追溯到童年时代一样，这种原本思维定式与梦具有惊人的一致性。因此中医要想现代化，必须从"梦"中惊醒。中医的原始思维给自身带来了一种绝对的限制，就像戴达努斯的翅膀赋予其自身限制使其无法接近太阳一样，这种限制，只有变革思维方式才能突破。中医原始思维方式之所以延续至今，与其研究方法有关。中医的研究方法，几千年来一直运用的是"观察与体验"的方法，和西医"观察与实验"的方法相比，大大落后了一步。

二、中医现代化必须改变思维方式与研究方法

科学的发展，离不开先进的工具，中医要改变其思维方式与研究方法，除了"三个指头和一个枕头"外，更要拿起现代化的先进仪器。只有由"观察与体验"向"观察与实验"转化，才能由意象思维转向抽象思维，由旧逻辑转向现代逻辑，由低速的宏观转向高速的微观，才能摆脱经验的束缚迈向更高的理论思维。其实，"观察与实验"的方法亦不是研究方法的终止，西医虽然用它建立了现代医学基础，但仍带有经验赋予自身的局限。早在19世纪恩格斯就指出：经验自然科学积累了如此庞大数量的实证的知识材料，因而在每一个研究领域中系统地、依据其内在联系来整理这些材料，简直成了不可推卸的工作。因此，自然科学便走进了理论的领域，而在这里经验

的方法就不中用了，在这里只能求助于理论思维。不少学者都认为中医是经验医学，但经验只是认识事物的起点，它并不能揭示研究对象的本质和规律。只有经过理论加工和思维抽象，才能产生本质的概念，才能揭去现象性与模糊性的面纱，使研究对象具有抽象性与清晰性，进而摆脱经验的束缚。

（原载《医学与哲学》1994年第4期）

第三节　用繁荣艺术的方法发展中医

中医需要在传承的基础上发展，通过发展实现中医的现代化。在中医现代化的过程中，应采取艺术与科学相结合的方法，发挥中医用艺术思维方式来防治疾病的特长。用繁荣艺术的方法去发展中医，会加快中医前进的步伐。

一、中医的艺术性质

中医的主体性质是艺术而不是科学，中医的生命力在于主体性质的潜在作用，中医应以发展艺术的方法去发展。科学和艺术并非绝对对立，二者既有质的区别又有内在联系。中医是人文精神与科学精神的相互融合，而不应是将二者对立。

东方美学的原始性与中医理论的原始思维是古代一对孪生姐妹，都与现代社会很不融洽，二者都必须提炼和升华。中医的发展必须是中医的自我更新，而不是科学的肢解。中医现代化的研究在八十年代是一个热点，中医能否现代化，赞同者和反对者皆有之。赞同者都以科学的角度对待中医，即中医全盘科学化，并提出不要怕走样，不要怕西化，但还要保持传统中医的特色。但中医全部科学化能保持中医的特色吗？反对者认为中医如果现代化即全部科学化，那么中医就会自取消亡，认为既要现代化又要保持中医特色那是不可能的，二者必取其一。我们认为这两种观点都是将人文文化与科学文化对立起来的结果。中医现代化必须首先从艺术的角度发展中医，然后从中再采取科学的方法促进中医现代化，采用现代科学技术是手段，是方法，而不是目的。中医现代化的目的是要中医自身发展，为人类健康更好地服务，这样就会在保留其艺术特征的前提下实现中医现代化。如同京剧现代化一样，用现代化的服装、道具与现代化的灯光布景为其武装，增加京剧的效果与魅力，而不会改变京剧本色。京剧的艺术本质特征很大程度上取决于唱腔，再怎么现代化唱腔不能变，若唱腔变了，那还叫京剧吗？所以中医现代化也只能是部分内容的科学化，核心的艺术特征不能变。艺术与人文内容应该用发展艺术的方法现代化，否则就会失去中医特色，被所谓的"现代化"所消灭。

二、繁荣艺术的方法发展中医

中医的现代化并不等同于中医整体科学化，而是强调能够科学化的部分科学化，同时也包括人文艺术内容的现代化，不能把艺术和科学对立起来，不能以一方完全取代另一方，而应相互融合，互相补充，共同发展。用繁荣艺术的方法去发展中医，就会加快中医前进的步伐。从艺术与科学的角度进行中医现代化和中西医结合就会使中医焕然一新，既保留中医特色又有现代风味，就像建筑艺术现代化一样，既可以有古典的民族形式，也可以有西方现代化建筑造型，可以与现代先进的科学技术结合，但始终不能离开造型艺术这一特征。若能如此对待中医现代化，它就会以崭新的姿态屹立于世界医学之林。

电视艺术就是艺术与科学相结合的一种典范。电视机是现代高科技的一种产物，而电视中的文艺节目，如音乐、舞蹈、连续剧、诗文朗诵等都是艺术的东西。文学艺术可以通过电视更好地传播，但仍不失其艺术特征，歌唱家悦耳的歌声、舞蹈家优美的舞姿、人物形象栩栩如生，都能通过看不见摸不着的电磁波传送到观众面前，这就是科学与艺术的结合。中医的艺术特征如何与现代高科技相结合，应当从电视艺术中受到启发。汉字在某种意义上来说也是一种艺术品，所以有书法艺术。汉字中的笔画如同中国画的线条，它的排列组合代表了不同的形象与意念。汉字输入电脑也是艺术与科学结合的一种形式，过去有人认为汉字不能输入电脑，影响科学的发展，但经过学者们的努力，汉字输入电脑已成为事实。印刷术的不断进步，有木刻版到铅字印刷，现代又用激光排印，都体现了艺术与科学的结合。杂技艺术是人体艺术与力学的结合，随着现代高科技的发展，杂技艺术也向现代化方向迈进。杂技表演不仅运用了高科技的道具场景，而且在演员的表演造型上也由于应用了高科技而大为改观。在声音播放和储存设备发展历史中，过去有留声机、唱片，后来有录音机、磁带，也都是声乐艺术与科技的结合发展的过程。这些事例不胜枚举。所以中医现代化必须走艺术与科学相结合的道路，才能实现中医的现代化。

第四节　中医理论的两象艺术结构与证内涵的变革

原始思维的要素之一就是意象思维。意象与概念不同，古人在表达一定的意念时，要通过具体的形象来显示。中医理论中的象大致可分为两类，即天象与人象。天象是古人观察大自然的具体形象以及由此得出的阴阳五行所具有的形象。人象即人的生命现象，中医认为人是由天地之气交合而成，故曰："天地合气，命之曰人"，所以人的生命现象也渗透着天地之象。近年来出现的微观辨证，是变革证内涵的一个良好开端。

一、中医理论的两象艺术结构

中医理论的内容十分繁杂，但其构成不外乎象数。有象就有理，任何现象都有它一定的道理；有理也必有数，任何一种现象都包含了一定的数。象也离不开理，数离不开理，理是象和数合起来所得到的规律。元代学者黄泽《医学滥觞》中说，医理是"象为主，数为用"。《周易》亦是以象建构的，《周易·系辞下传》曰："是故《易》者，象也；象也者，像也"。汉朝人解释《周易》就离不开象与数。在中医理论中，数运用最多的是二与五，其次是由二与五加起来的七，如《内经》曰：女子二七天癸至。为何象与数有如此密切的关系呢？这与古人的原始思维有关。《内经》成书于几千多年以前，它受古代原始思维的影响至深，可以说它是以原始思维的方式建构的，其原始思维的要素之一就是意象思维。意象与概念不同，古人在表达一定的意念时，要通过具体的形象来显示，所以《周易·系辞上传》曰："圣人立象以尽意"。孔子也认为"书不尽言，言不尽意"，只有立象才能完全表达出思想认识。古人的这种愿望是如此，但实际上立象仍然尽不了意，因为象与意之间存在着一定的距离。象是多变的，属性亦是多方面的，同一种象在不同的条件下可以显示不同的意。而且意象之间没有清楚的逻辑关系，而是相互衔接、交叉与融合。象是不稳定的、多变的，没有数的限制就无法类比。所以说数是限定意象的一种方法，是为了表达意而用的一种工具，主要用它来组合与选择类化了的形象。由于形象的隐意及具有的象征作用，数亦具有了一定的神秘性。

中医理论中的象大致可分为两类，即天象与人象。天象即是古人观察大自然的具体形象以及由此得出的阴阳五行所具有的形象，即天地之象、大自然之象。如天为阳，地为阴；日为阳，月为阴；热为阳，寒为阴。金、木、水、火、土、风、湿、燥、寒、暑，五方，五色，四时变化，昼夜更替与生长化收藏等等皆为天象。它是原始思维的产物，它体现了这个时代的思维方式，是古代的自然观，它相当于库恩所谓的"范式"与凯德洛夫的"带头学科"。它在中国传统文化中具有主导作用，具有很强的影响力，它渗透到其他文化领域，繁衍与派生出不同学科理论与文化种类，如阴阳五行渗透到社会，便产生了儒家学说。儒家的经典之冠——《周易》就大讲阴阳之理，在我国民俗文化中，应用阴阳五行的情形不胜枚举。用天象阴阳五行之理来防治疾病，就产生了中医，所以阴阳五行是中医理论的核心，中医的其他理论尽管庞杂繁多，但都是在此基础上衍生出来的子概念，故万变不离其宗。

人象包括脏象与病象，脏象是天象与人体生命现象的结合，是正常人体生理功能与阴阳五行结合后，以阴阳五行的类概念为框架所作的分类。古人根据天象中阴阳五行之理推衍人体内部的活动情况，认为人体与大自然是一样的，故称人体为小宇宙。在类概念的贯通下，大小宇宙以类划分，天人相应起来，故可用自然现象来解释人的生命现象。脏象概念产生的方法论基础并非是"有诸形于内，必形于外"，而是由天象推衍出来的，是由外而内的结果，与西医的五脏有显著的错位。病象是患病以后出现的各种症状、体征与天象的结合。如咳嗽、气短、腹痛、抽搐、呕吐、腹泻等等，与天象结合即为病象。痰为白色，白色属寒，则为病象，病象不能脱离脏象，病象是脏象的异常表现。八纲中的阴阳为天象，是一级层次。寒热、虚实、表里是由阴阳衍生而来的病象，属二级层次，明代张景岳所谓的阴阳六变，即含有此意也。疾病直接表现的具体形象如面赤、乏力、消瘦、烦燥、包块等是疾病的真象，称三级层次。

药象代表着天地之象，是天象的部分载体。中药的范围极广，金石、草木、花卉、虫兽等皆可入药。中医认为人是万物之灵。万物之性各有其偏，而人最全矣。故人生病后可以用药来纠正其偏，即用天象来调和人象以致平和，达到治疗疾病的目的。天象与药物的形象及药性的结合即为药象，是由阴阳五行演化而来的，如寒热、温凉、升降、浮沉、酸、苦、甘、辛、咸等。中医认为疾病是阴阳失去平衡所致，认为阴盛则阳病，阳盛则阴病。《素问·生气通天论》曰："凡阴阳之要，阳密乃固。两者不和，若春无秋，若冬无夏。因而和之，是谓圣度。故阳强不能密，阴气乃绝；阴平阳秘，精神乃治；阴阳离决，精气乃绝"。在阴平阳密、和为圣度的思想指导下，产生了治病原则，如寒者热之，热者清之，虚则补之，实则泻之等等。八法中的主导思想亦是一个"和"字。温、清、消、补、汗、吐、下法都是为了阴阳之和。在儒家，和为贵，在中医，和为治，所以中医讲究顺应自然，应与大自然同步。

二、证内涵的变革途径

辨证施治是中医治病的特色，但要长期保持这个特色并要有所发展，必须变革证的内涵。中医辨证离不开意象类比概念的综合与集中，是中医理论的浓缩与凝聚，是天象与人象的结合，是"同气相求，各从其类"的结果。这一理论是中国传统文化的核心，亦是中医防治疾病的核心依据。由于两象的结合使天人相应起来，所以是宏观的、恒动的、形象的、模糊的，而且是非逻辑的，中医的诸多特点皆与此有关。

在证的两象结构中，天象是主导的，即阴阳五行在证的内涵中处于核心地位。如肾阳虚证，肾为五脏之一，是五行中水的衍生与类化的子概念，阳则是天象，虚是阴衍生的子概念。所以要变革证内涵，必须首先变革在古代处于"范式"或"带头学科"地位的阴阳五行学说的内涵，而阴阳五行是原始思维的产物，它体现了时代赋予的特征。在凯德洛夫看来，只有带头学科发生了彻底变革才标志着科学革命的发生。在库恩与拉卡托斯等人的学说中同样是把那些具有主导性质的科学理论的变革作为科学革命的标识。他们认为，科学的发展不等于原理论的增殖繁衍，科学革命必须要求科学理论以一种全新的面貌出现。随着中医现代化与中西医结合事业的发展，不少学者对证的实质作了探索。想通过实验研究找到能体现证本质的微观物质，在这方面成绩是有的。但是，在认识这种微观物质与证本质的关系时，却有不妥之处，没有认识到证是类概念的交叉与缩合，不了解同类事物中包含了无限的外延。用实验方法得出的某一微观指标，仅仅是某类事物中的一部分，是沧海一粟。找到了某证的个别微观对应指标，但又将此指标作为某证的唯一特异指标或金指标去应用，结果造成以局部代替整体，以静态代替动态的错误结论。如在活血化瘀研究中，误认为血液流变异常就是血瘀证的特异指标，以致造成无处不血瘀，无药不活血的状态。证是阴阳五行及其衍生的虚实、寒热、脏腑经络等中医基本概念的缩合，是意象类化概念集成化的产物，是一种模式或模型，它并不代表某个具体事物或某种形态结构。在类概念中，类的属性是基本固定的，而组成类的成员却是多变的。要变革证的内涵，就必须首先变革阴阳五行及其衍生的类概念，这就要求既要改变思维方式，又要保持中医原有的类概念特征。中医要发展，就必须变革证内涵，必须由宏观层次进入微观层次，但微观指标必须系列化，才能体现出微观世界的类概念，在微观层次上的类概念再集成化与升华，才能得出证的新的综合指标。只有这样，才能使中医从经验中提炼出新的理论。

近年来出现的微观辨证，是变革证内涵的一个良好开端，但微观辨证的"证"内涵应与宏观辨"证"的证内涵有质的区别。前者已失去了中医原有的特色，因为传统的宏观辨证是基于原始的意象思维方式，而通过实验对应出来的具体物质是微观层次，它只为抽象思维提供了脚手架，是思维方式改变的第一步。微观辨证是二十世纪50年代从中国传统医药学中孕育出来的新学科，这是应用现代科学技术将传统的辨证延伸到细胞、亚细胞乃至分子水平，以阐明疾病证的实质及其传变规律。随着微观辨证与分子生物学的结合，微观辨证已从细胞水平进入到分子、基因水平。随着微观辨证的研究深化，在病机、诊法、治则、方药等方面出现大量的微观指标，这些微观指标对于了解与认识中医在某个环节上的现代医学机理是可以的，但要以此单一的指标去进行辨证则是片面的。严格意义上来讲，以单一的现代医学检测指标就下结论为某证并不符合中医传统辨证要求。这是一个很大的误区，因为证本身就是一个模糊的不精确的概念，若硬要寻找一个精确的指标就会以点代面，一叶障目。微观辨证的"证"内涵应是一个动态的微观的系列指标，而不是单个的特异指标。因类概念本身就是由系列事物构成的，它的属性是由群体事物在某个侧面所具有的共同属性产生的。但事物的属性是多方面的，所以证内涵又具有不稳定性。随着思维方式的转变，证内涵必须进入微观领域，应当在不同疾病的辨证中提取出同一证候的不同的大量的微观系列指标，通过组织化或集成化的形式再形成一种抽象的规定。因为通过实验与分析得出的微观物质，只不过是从证的总体中抽出来的个别成分，还不是全面的认识，还停留在知性阶段。只有把这个阶段分割开的各种规定性统一起来，才能向认识的理性阶段过渡，才能产生新的证的概念。这种证的概念既不脱离传统中医的特色，又具有新的内涵。只有这样对证的认识才有质的飞跃，中医才能真正发展。

第五节　从中医艺术性质的角度看中医现代化与
　　　　国际化

　　人文文化中的进一步研究揭示，中医是用艺术的方法去认识人体的生命现象与大自然的一切现象的。用艺术的特征来解释中医现象及中医现代化与中西医结合过程中遇到的许多问题，皆可迎刃而解。中医现代化必须从中医艺术性质的角度出发而实现。中医学在走向现代化的同时，必须打破自身的封闭，实现中医国际化。

一、明确中医主体性质

　　中医现代化的初衷是要中医科学化，这种观点早已在二十世纪初就有人提出。但近百年的中西医论争和中医科学化研究并没有取得预期的效果。加上近几十年轰轰烈烈的中西医结合与中医科学热潮的研究，结果事与愿违，愈来愈多的证据证明中西医两种理论体系的不同，中医实现全部科学化的路子行不通。如此下去，中医就会被融入现代医学，或曰中医西化，中医自身就会逐渐消失。那种认为既要中医全部科学化又要保持中医特色的想法是行不通的。持这种观点的人认为科学化后中医特色不会消灭，中医能经得起科学化的武装。造成这种误解与困惑的根本原因是对中医性质的不了解，尤其在20世纪科学主义的笼罩下，确认中医是科学，将中医放在科学的位置，拿科学发展的规律来研究和发展中医，其结果只能是南辕北辙。在此情况下，20世纪80年代兴起了中医文化学的研究，想用中国传统文化的特点来开拓另一视野。这样认识中医比从纯科学的角度认识中医宽容了许多，而且认识的角度也比较接近了中医的本质，但是还有距离，缺乏从根本性质上认识中医，没有从思维方式的高度上深入地研究中医。因此单从"文化"或"人文文化"的角度研究中医还有点笼统，仍不能单刀直入的揭示中医的本质。

从人文文化中进一步研究揭示，中医的主体性质是艺术，它是用艺术的方法去认识人体的生命现象与大自然的一切现象的，这就进一步缩小了中医的文化氛围。因此用艺术的特征来解释中医现象及中医现代化与中西医结合中遇到的许多问题，皆可迎刃而解。所以中医现代化必须从中医艺术性质的角度实现，用繁荣艺术的方法去发展中医。医学本身是一个复杂的异质综合体，必须用系统的、综合的思维方法去探讨中医现代化问题，要么全部科学化，要么全部中西医结合都是不恰当的。必须在中医主体性质不变的情况下，进行现代化，这样就不会使中医消亡，反而会增加中医的生命力。虽然中医的主体性质是艺术，但它有科学的效应，可以防治疾病。明确了中医的主体性质是艺术，那么对中医现代化的内涵也应有所转变，即中医现代化不等于中医全部科学化。中医的部分内容可以科学化，属于主体性质艺术的部分不能科学化。现代化应包括科学化，科学化是中医现代化的一部分，二者不应对立起来，应亦此亦彼不能非此即彼。中医现代化只能在保持其艺术主体性质的前提下进行，在现代化过程中，艺术与科学应兼容互补，求同存异。用繁荣艺术的战略措施去发展中医就不会失去中医的传统特色。中医掺入现代科学技术只能增加中医的光彩，而不会使其减色。这样中西医结合的目标、路径也会明确，过程中才可以避免不必要的大量人力物力的浪费。中西医结合只能在部分交叉点的地方结合，不能全部结合，人文文化与科学文化不能相互对立，而应兼容互补。近半个世纪以来对中西医结合与中医现代化的大量投资，其成效甚微，甚至陷入困境，其根本原因就是认为中医是科学而不是艺术。所以中医明确主体性质具有重大的战略意义与经济意义。

二、中医的现代化与国际化

中医学在走向现代化的同时，必须打破自身的封闭，全方位多层次地向国外传播，实现中医国际化，这样更能促进中医的发展。在国际大环境中，一方面通过更广泛的医疗实践来丰富这门学科，另一方面还可集世界人民的智慧，吸收现代各门学科的最新成果来完善和发展中医。实现中医现代化与国际化，必须继续搞好中西医结合，在中西医的交叉点上进行面的展开，开拓新领域、新层次，使理论与实践逐渐升华。用繁荣艺术的方法发展中医，就要百花齐放、百家争鸣，既要保持中医特色又要吸收现代科学技术，像建筑艺术的现代化一样，加速中医现代化。

中药现代化是中医现代化的重要组成部分，因此大力发展中药药理的研究并打入国际市场，是中医在国际贸易中的一大优势。但中药新药的研制不能脱离开中医理论，否则研制出来的产品姓西而不姓中，不能用西医研究药用植物的方法去研制中成药。中医的特色是辨证论治，而辨证与体质的关系甚密，体质与基因也有内在联系，因此从基因与体质的研究为契合点可能对中医证的研究有重大的突破，从而加速中医现代化的进程。中医的证是类概念的交叉与重叠，它的内涵是多因素的组合，具有开放性与不稳定性，是一种模式，因此微观辨证不能以单一的理化指标作为辨证的金指标，那样就会以点代面远离中医的艺术整合特色。所以证内涵的变革途径应当是微观系列指标的集成化，在大量微观的基础上产生质的飞跃，其前提是不能脱离中医的艺术思维方式。中医现代化必须实现部分思维方式与研究方法的转化，而不能全盘否定中医主体性质。模糊的整体的艺术综合思维与清晰的局部的科学解析思维只能相互补充、相互兼容而不能非此即彼，而要亦此亦彼。这种方法同样在临床诊断思维中也非常重要，临床诊断现代化离不开现代化的先进仪器，但只凭仪器去诊断而不发挥医生的主观能动性去艺术整合就容易误诊，因此诊断现代化不能脱离中医的整体综合特点。

第六节　天人合一是一门中医生态学

中医所运用的理论思维方式是笼统的直觉综合。这种综合既要观察天，又要观察人，是在天人合一的宗旨下进行的。中医生态学把人体与人类社会环境看作是一个小宇宙，而这个小宇宙与自然界的大宇宙有着相互影响的作用。

一、天人合一是一种生态观

无论东方还是西方的传统医学都可以看作是一种人文医学。医学在希波克拉底时代就被看作是艺术或技艺。在医生眼里，病人的情感得到重视。正像希氏所说："对医生来说，了解一个病人，比了解一个人患什么病更为重要"。希氏在建立西医学体系的同时，也为医学奠定了道德基础。中国传统医学更具有强烈的人文医学色彩，"医乃仁术"是中国医学对医学人文精神最深刻、最本质的概括。医学首先应该是仁术，其次才是科学技术。从本质上讲或从医学的目的上讲，医学可以看作是人学，正如文学是人学一样。

医乃仁术是古人在特定的领域中制定的道德准则，在科学技术进步的今天，仍有重要的现实意义。狭义的仁术，乃是对病人个体的医德医风，广义地讲则是从中医生态学角度，注重对大宇宙自然环境的保护，以利子孙万代的健康。中医要发展，还必须注重人道与医道的结合。医务人员应具有高尚的医疗道德，特别是在市场经济条件下，更要明确生病求医并不是一般的生活消费，而是有关全人类健康发展的大事。此外，中医要发展还应注意社会学与生物医学的结合。世界卫生组织的健康概念为"身体、精神和社会生活中的完美状态"，所以单纯生物学医学模式已转化到生物——心理——社会医学模式上来。这里就涉及一个环境因素，中医认为自然环境是大宇宙，人体是小宇宙，大宇宙影响着小宇宙，即自然环境影响着人的生命，这就是中医生态学。如果破坏了生存环境，破坏了大宇宙，小宇宙就会受到影响。

生态学是研究生物与环境之间相互关系的一门学科。中医理论中的"天人相应"思想就是探究人与环境关系的一门生态学。《灵枢·岁露论》曰："人与天地相参也，与日月相应也"。这一思想感情反映了人与自然环境的密切关系。生态学认为，在生物所处的环境中，能够影响生物的形态和生理等因素叫做生态因素。在中医看来，生态因素不仅有天地日月、阴阳五行，还有与五行相应的五方、五色、五味以及六气、六淫乃至整个自然界的万事万物。这些生态因素不仅影响人的生理功能，而且人体本身亦具有与生态因素相应属性。如心有火的属性，肺有金的属性，肝有木的属性，脾有土的属性，肾有水的属性。五脏之所以有五行的属性，亦是自然环境对人影响的结果。《素问·阴阳应象大论》曰："东方生风，风生木，木生酸，酸生肝，肝生筋，筋生心。肝主目。其在天为玄，在人为道，在地为化，化生五味。道生智，玄生神。神在天为风，在地为木，在体为筋，在脏为肝，在色为苍，在音为角，在声为呼，在变动为握，在窍为目，在味为酸，在志为怒。怒伤肝，悲胜怒；风伤筋，燥胜风；酸伤筋，辛胜酸"。五行不仅影响人体的生理病理功能，还影响着人体的形态，中医还把时空看作是影响人体的重要因素。《素问·宝命全形论》曰："天覆地载，万物悉备，莫贵于人。人以天地之气生，四时之法成"。这里的天覆地载与东南西北中相合，构成了三维立体空间，而不同的空间位置，对人的影响亦不同，如"北方生寒……寒伤血"、"南方生热……热伤气"。《素问·四气调神大论》曰："夫四时阴阳者，万物之根本也。所以圣人春夏养阳，秋冬养阴，以从其根，故与万物沉浮于生长之门。逆其根，则伐其本，坏其真也。故阴阳四时者，万物之始终也，死生之本也。逆之则灾害生，从之则苛疾不起"。

中医生态学把自然的属性及自然现象引申到人体的生理、病理中来，使自然与人有了更为密切的关系。用马克思的话来说，这种关系就是"自然的人化"。所谓"自然的人化"就是自然作为人的生活环境出现，成为人的物质生活和精神生活的资源，成为人类社会生活中不可缺少的组成部分。也就是马克思所说的成为人的非有机的身体，中医对自然与人的看法更体现了这一观点。这种被打上人的意志印记的自然，就是"人化的自然"，它的实现过程，就是"自然的人化"过程。从"人化的自然"上面，不仅可以看到自然本身的自然属性，而且也可以看到大自然作为人类生存环境的客观意义。更重要的是可以看到它所反映的人的生理病理特征。如风是空气流动的结果，是一种自然现象。风作为六气之一，对人类生活有利亦有弊。由于风性善动，人们把抽搐、游走性的疼痛在病理上称为"风"，风是空气遇热引起的，所以中医认为在人体亦是热极生风。综上所述，中医生态学是以普遍联系的整体观为其特点的，具体来说，亦就是"天人相应"，或曰"天人合一"。

中医生态学这一特点的形成，与中国传统的整体艺术思维方式有关。在古人看来，世界是由一团混沌的无形之气生化而成。《素问·天元纪大论》中说："太虚寥廓，肇基化元。万物资始，五运终天。布气真灵，总统坤元。九星悬朗，七曜周旋。曰阴曰阳，曰柔曰刚。幽显既位，寒暑弛张。生生化化，品物咸章"。意思是说，茫茫宇宙，开始变于一种元气，这就是万物的初始。元气生化阴阳，阴阳生化五行，并由此产生了天体和生命。中医生态学看来，宇宙间的能量流动亦是以气的形式流动的。《素问·六微旨大论》曰："天气下降，气流于地，地气上升，气腾于天"。而"人以天地之气生"，"人生于地，悬命于天，天地合气，命之曰人。"（《素问·保命全形论》)。在整体思维的影响下，中医的理论思维方式是笼统的直觉综合，这种综合既要观察天，又要观察人，是在天人一体观的宗旨下进行的。

二、中医在三才生态环境中防治疾病

中医生态学把人体与人类社会环境看作是一个小宇宙，而这个小宇宙与自然界的大宇宙有着相互影响。比利时科学家普列高津指出：宇宙中各种系统无论是有生命或无生命的，实质上都是与环境有相互依存和相互作用的开放系统。中医亦认为："非出入，则无以生长壮老已；非升降，则无以生长化收藏"。一切生物必须通过升降出入等方式与其环境交换能量与信息，才能维持生命的稳态，正常的生理过程才能维持。《内经》认为，天地自然是人类生存的物质前提，人的生理病理规律都受其生存环境的影响。在"人"这个小宇宙中，既有由天下降之天气，又有由地而升的地气，天地二气与人体的阴阳二气双向交流处于相对的稳态时，疾病就不会发生。正如"出入废则神机化灭，升降息则气立孤危"之理。环境与人的物质与能量交换一旦中止，亦就意味着死亡。

中医生态学把人看作是宇宙大系统中的一个开放着的小系统，这个小系统时刻受到大系统各种变化的影响，小宇宙与大宇宙时刻保持着相对平衡的稳态。大小宇宙间的稳态失常，人就要发病。这里给我们提出了一个重要问题，就是对健康与疾病的概念必须重新认识。西方传统认为，疾病主要是由各种病原微生物引起的，即使扩大其含义，亦离不开人的个体本身。中医生态学给我们开阔了视野，把人置身于更大的范围内予以观察，即放眼于人类整个生存环境（自然环境与社会环境）。《内经》曰："凡为医，当上知天文，下知地理，中知人事"。我们可以把"天、地、人"构成的人类生存环境称为"三才生态"环境，中医就是在三才生态环境中把握人体功能状态的。因而疾病和健康的本质应在人与其生存环境能否相互和谐适应的关系中去把握，而不应单纯地着眼于人的个体本身。从中医生态学角度来看，疾病的本质就是人与其社会环境即小宇宙与自然大宇宙相对平衡的稳态失常，亦就是人与其生存环境失去了相对平衡的稳态。由此可以想到，医学必须建立在人类与其生存环境相互适应的基础上，否则人类的健康难以保证。

医学的任务不应仅仅着眼于人类个体疾病的防治，而应放眼于人类整个生存环境，在如何能把大小宇宙和谐适应上多下功夫。因而保护环境，维持生态平衡具有了新的意义。中医认为人为万物之灵，秉赋了天地间万物之气，而动植物与矿物只是天地之气的一部分，偏而不全。故可以以动植物与矿物之气调整人体之气的偏盛偏衰，因此中药范围极广。不仅人体与动物的排泄物可以做药（如人中白、五灵脂、夜明砂等），一些稀有的动植物也可以入药。但是某些稀有的动植物入药严重地破坏了生态平衡，如犀角地黄汤中要用犀牛的角，麝香虎骨膏中要用虎骨，这些动物目前已很稀少，面临绝种的危险。他们是大自然的一部分，对人类有益处，失去它们，就破坏了大宇宙的完整性，就会对人体这个小宇宙产生不良影响。传统中医的这种用药方法已经加以制止，犀角、虎骨用别的药物代替。又如在青海，冬虫夏草的采挖严重地破坏了当地的植被，使当地发生草场退化，水土流失。所以中医传承的一个重要内容，就是要修正中药采集过程中一些不恰当的途径，使之更适合现代人及子孙后代的生存。

人类不仅要改造自然还要保护自然，使自然更好地为人类服务。不仅如此，随着现代科学技术的发展，现代医学虽然把为我用的东西都吸收了进来，但是现代科技的某些弊病亦带进了医学领域。尤其严重的是环境污染，破坏了生态平衡。对某些病人来说，是起了治疗作用，但在客观上破坏了人与环境的和谐适应，导致自然环境的破坏，造成恶性循环。这里又涉及一个新问题就是对医德的新认识。从中医生态学来看，着眼于人类个体的、眼前的健康医德观是最起码或较低层次的医德，而着眼于人类群体的和子孙后代的健康的医德观才是较高层次的医德，是最大的仁术。为此，必须保护环境，时刻要考虑到人与生存环境的一体性。否则，就只重视了局部，忽略了整体，造成个体得利，群体得弊，前人受益，后人受害的局面。

人类要想延年益寿，必须顺应大自然的规律。只单纯注重饮食水平的提高，也会带来一些弊病。如现代社会发病较多的心血管疾病，不是与营养过剩、缺少运动有一定的关系吗？《素问·上古天真论》曰："余闻上古之人，春秋皆度百岁，而动作不衰；今时之人，年半百而动作皆衰者。时世异耶？人将失之耶？岐伯对曰：上古之人，其知道者，法于阴阳，和于术数，食饮有节，起居有常，不妄作劳，故能形与神俱，而尽终其天年，度百岁乃去。今时之人不然也，以酒为浆，以妄为常，醉以入房，以欲竭其精，以耗散其真，不知持满，不时御神，务快其心，逆于生乐，起居无节，故半百而衰也"。由于现代科学技术的进步，人的平均寿命虽然延长了，但这种延年益寿主要依赖于医疗技术的提高与生活条件的改善，但人类自然的生存能力却趋于下降。这种延年益寿的方法在寻求某种新方法新技术时，也难免会污染环境，破坏生态平衡。所以中医就不能单纯着眼于人类个体疾病的防治与康复，而应与其生存环境的改善与协调结合起来考虑。

第七节　加强中西医结合，必须保持中医特色

中西医结合从思维方法、理论体系和临床治疗原则方法等多方面取中西医学之长，运用现代科学的研究成果，使中西医学有机地结合在一起，最终建立具有中国特色的新的医学理论体系。随着中医现代化与中西医结合的不断深入，中西医之间的交叉兼容会更加自觉与充实。

一、中西医结合的发展

"中西医结合"这一概念，是1956年毛泽东同志作出"把中医中药的知识和西医西药的知识结合起来，创造中国统一的新医学、新药学"的指示后提出的。中医药学是具有强大生命力的医学体系，与西医学的结合必将对我国医学带来巨大的变化。中西医学若能取长补短，互相学习，互相尊重，共同对各种疑难病进行研究，将会收到事半功倍之效。西医应当学好西医、懂得中医，中医应当学好中医、懂得西医，共同为促进中

国医学的发展而努力。

中西医结合，同其他任何事物一样是一个过程。在这个过程的不同阶段，其结合的程度是不同的。在西方医学传入中国的早期就有张锡纯的白虎汤加阿司匹林，50年代后产生了中医客观化研究，稍后开始了经络实质的研究，乃至以后出现的辨病与辨证相结合的研究、宏观与微观相结合的研究等等。目前的临床上中西医结合有各种形式：如西医治疗为主辅以中医治疗；西医手术、放化疗，结合中医药调理；中医辨证分型结合实验室的检测并指导中医用药；中药的剂型改革与中药现代药理的研究等。有的学者认为，在具体临床实践过程中的以提高疗效为目的的相互借鉴与补充，都属于广义的中西医结合，都没有打破中西医两大理论体系界限以实现理论上的融合，实际上还是两门医学、两个体系。但是，从真理一元论的观点来看，认识同一客体的真理应是唯一的。因此对于它们共同研究的同一客体来说，只应有一种，而不应是两种医学。所以真正意义上的中西医结合是其能够经受得起实践的证实和证伪。中医中药治病的机理能够用现代科学实验探明，并能用现代语言加以描述，中药能用现代科学手段提纯而不降低疗效，不丧失在中医理论指导下的"辨证论治"所具有的灵活性，双向调节以适应中西医完全融合发展为更高层次的医学模式，此所谓狭义的中西医结合。因此，中西医结合的主要概念有广义和狭义的区别。广义的是两套理论系统在实践中只要有一点结合或二者放在一起均可以称为中西医结合，但这是初步的、初浅地结合。狭义的则要求较高，可在不同的方面结合，如①中医理论与西医理论结合；②用西医理论阐述中医理论或反之亦然；③用西医实验方法研究中医理论和实践；④用西医实验方法验证评价中医疗效；⑤用西医药剂学改变中医剂型等。但从临床角度更高的中西医结合，它是取中西医之长，各去其短，结合后的中西医既高于中医也高于西医。

运用现代相关科学的研究成果，使中西医学有机结合在一起，最终建立具有中国特色的新的医学理论体系。中医现代化虽然与中西医结合目的不同，但其发展的最终目标亦是要运用现代科学技术步入世界医学之林。西医就是运用现代科学技术发展起来的医学，其过程中有许多成功与失败的教训。中医要现代化，借助中西医结合不是更直接更有利于自身的发展吗？中医必须认真学习西医，它是中医学习现代科学的最直接的途径。对一个临床医生来说，既懂得西医知识又懂得中医有什么不好？现在还有一种流行的看法，认为纯西医或纯中医都好，但一说中西医结合，便认为是非驴非马，轻视三分，这种观点也是片面的。不少病人既要手术化疗，又要吃中药，还有患者拿着西医检测结果让中医大夫诊断，现代的病人并非古代的患者，病人就是中西医结合的直接中介，你不结合也不行，这种局面能保持"纯"吗？

中西医结合的意义与价值还不仅如此。它还与医学模式的转变密切相关。众所周知，医学模式已从"生物医学"模式向"生物—心理—社会"医学模式转变。在此期间，中西医结合反映着同一个时代自然科学发展的总体要求，二者根本目的是相同的。现代医学模式是在现代医学、心理学和社会学的研究取的重大发展的背景下，原有生物医学模式与现代医学进一步发展的要求不相适应的情况下提出的，它要求医学从人的整体出发，从生物、心理社会等多种角度全面系统地认识人类的健康与疾病。尽管中西医学有许多差异，但由于医学研究的对象和根本目的的一致性，决定了整个世界医学知识是可以纳入统一的历史进程的。

二、中西医结合的形式

在21世纪，中西医结合的形式应该多样化，主要的形式应该是交叉兼容与中西互补。中西医之间的交叉兼容由来已久，随着中医现代化与中西医结合的不断深入，交叉兼容会更加自觉与充实。中医学虽然在整体上不可能一下子实现与西医学理论的统一，但在某些领域或局部还是可以与西医的某些局部进行统一的，所以应以中医学为纵坐标，西医学为横坐标，去发现二者的交叉点，只要发现交叉点就应以此作基点，努力扩展交叉点之后的空间，在这个点上展开面的研究，不断拓展出一个新的领域。中医学中并不是所有内容都可以与西医结合，如"辨证论治"与"方剂"的综合治疗作用。不能结合的主体部分将予以保留。"辨证论治"和"方剂"这两个部分内容是影响中西医结合与中医现代化的至关重要的两个瓶颈，这两个部分也是中医特色的核心内容。中西医结合与中医现代化一个误区就是前者要将中西医两种医学理论在整体上完全统一，后者要将中医学理法方药全部内容在整体上完全用现代科学技术予以剖析。几十年来，有些学者对传统中医的现代化研究与中西医结合的研究陷入误区。中西医学是两个截然不同的理论体系，多少年来的"结合"工作不但没有显示出中西医在整个理论上走向统一的可能，相反，越来越多的证据表明二者之间在整体体系上有不可逾越的鸿沟。如环核苷酸的研究与阴阳学说，肾阳虚证与下丘脑—垂体—肾上腺轴的研究，血瘀证的研究等。虽然这些方面做了大量的工作，但结果都陷入了困境。

虽然在全国建立了一批中西医结合医院、研究机构及科室，培养了一批博士生及硕士生，但从严格的意义上来讲，中西医结合不是一个独立的学科，不具备完整的医学理论体系。纵观整个科学史，每一个科学理论体系都包含着概念，如几何学中的体、面、线、点，化学中的元素、原子、分子、分解、化合，力学中的速度、位移等。而中西医结合专业有构成自己理论体系的基本概念吗？这涉及到了它是不是一个独立的学科的问题。西医有西医的基础课程，如生理、病理、解剖、生化等。因为它与专业密切联系，构成一个体系。中医有中医的基础课，如中医基础中的阴阳五行、四诊八纲、病因病机等等。它与临床辨证论治有着内在的联系，也是一个独立的理论体系。正如不同的剧种虽然生、旦、净、丑的唱法不一，但基本唱腔都一样，都离不开该剧中的基本唱腔。目前中西医结合专业招收的硕士生、博士生的基础课程或专业课不是西医的就是中医的，拿不出自己特有的课程。所谓的"中西医结合学科"没有产生出新的质变的共同语言与概念。因为中西医学是两个截然不同的理论体系，是两个不同的学科。西医是一门应用科学即拿来主义者，现代科学的一些先进技术它都可以结合，如物理学、光学等。用西药的药理方法研究出的青蒿素、川芎嗪等这些成果都远离了中医的理论轨道，只是增加了西药的品种而已，它已与中医无关了。所以中西医结合想创造出新的医学理论是不容易的。在中医现代化的过程中，提倡中西医结合乃是必要的战略措施之一。因为在中西医领域的部分结合会增加中医的光彩，促进中医的发展。

第八节　加强对中医院校学生形象思维能力的培养

西医主要运用的是逻辑思维，中医主要运用的是形象思维。对于中医院校的学生来说，必须启动形象思维才能把握住中医的特色，在逻辑思维很强，形象思维很弱的情况下，前者往往会干扰后者。形象思维能力的培养，不仅对深刻理解中医理论有重要价值，而且对临床辨证亦有着重要作用，就是对巩固中医专业思想、使中医后继有人亦有着重大的现实意义。

一、逻辑思维与形象思维

逻辑思维与形象思维是相辅相成的两种思维方式，在人的一般思维过程中都要用到。然而，对于不同专业、不同学科的人员来说，两种思维运用的多寡不同。如科学家、哲学家多运用的是逻辑思维，艺术家则多运用的是形象思维。从表面上看，似乎职业与思维方式有关，但实际上是思维方式决定了专业与学科的差异。俄国著名文艺批评家别林斯基曾说："艺术和科学不是同一件东西，……它们之间的差别根本不在内容，而在处理特定内容时所用的方法。哲学家用三段论，诗人则用形象和图画说话，然而他们说的都是同一件事"。因而在培养专业人才的时候，不能只注重设置课程的内容，还必须注重该专业思维方式的特点，从思维方式上予以培养。

中西医理论体系的不同早已被人们所认识，而这种不同，主要是由于二者的思维方式不同造成的。西医主要运用的是逻辑思维，中医主要运用的是形象思维。西医院校的课程设置有利于医学生逻辑思维的培养，而中医院校的课程设置则有不妥之处。近年来，在西医的影响下，中医院校增加了不少西医课程。当然，这对医学生毕业后适应临床需要与科研工作有一定好处，但却不能不考虑设置过多的西医课程可能带来的弊端。有些中医高等院校学生在实习期间，对实习西医很感兴趣，对实习中医却不予重视。一些刚毕业的中医大学生往往重西轻中，认为中医不如西医科学，有的甚至干脆改中为西。这种倾向虽属少数，但不能不引起关注。原因是多方面的，但有一个普遍性的因素就是与学生的思维方式有关。从小学到中学，医学生都受的是以逻辑思维为主的教育。学生步入中医院校，突然接触中医的阴阳五行、天人相应，本来就有点想不通，再加上西医课程使逻辑思维强化，这样，医学生头脑中的逻辑思维占了主导地位，因而他看事物想问题习惯于用逻辑的观点去审视。完全用逻辑思维的方法来学习中医，往往会在头脑中产生"顶牛"现象。因为中医的思维特点主要是非逻辑的，不然，天人怎能相应呢？因此理解非逻辑的东西，就不能用逻辑思维，而必须运用形象思维。形象思维的心理过程是一种意象活动，即通过形象显示其意，而逻辑思维自始至终都是通过抽象的概念进行的。意象与概念不同，意象有类化、衍生与转移等特征，它可以在事物相似的基础上作同一的认识，两个事物的某一属性相似，就可以认为同一。而对于逻辑思维，概念则必须在完全相同的基础上才能同一，否则就不合逻辑。当然，这并不是说，逻辑思维与形象思维二者非对抗不可，问题是对于不同特点的事物应采取不同的思维方式去理解。对于中医院校的学生来说，必须启动形象思维才能把握住中医的特色，在逻辑思维很强，形象思维很弱的情况下，前者往往会干扰后者。

目前中医教育还有一种倾向是：似乎愈要培养中医高级人才，愈是要向西医靠拢。如某些中医理论的研究与学术探讨，选题往往是中西医结合式的，要有实验研究与数理统计处理等等。这样做对培养西医人才或中西医结合人才来说并非不可，但对培养"中医"高级人才来说却名不符实，事与愿违。因为这种培养方法无意中运用了逻辑思维的方式取代了中医的形象思维，培养出来的中医人才往往缺乏中医素质，其学术观点离中医较远，甚至是背道而驰的。

二、中医教育加强形象思维的培养

衡阳会议后，中医教育改革的重心，转移到突出中医特色，理论联系实际，提高教学质量以适应社会主义需要上来。但如何突出中医特色？当然，中医经典著作的学习是必不可少的。但要学好经典著作，没有非逻辑的形象思维能力是不可能学好的。正如学习文艺作品一样，缺乏形象思维能力的人，就不可能很好地体会作品中艺术形象的魅力。关于中医具有形象思维特点的看法，不少学者已发表过这方面的文章。如有人指出，"中医这个体系，基本上属于形象思维体系"，"古代医学主要运用的是形象思维"。亦有学者指出："一言以蔽之，阴阳五行、八纲辨证、脏腑辨证、药性理论以及中医理论的其他方面，主要应用的还是形象思维的方法"。"形象思维"一词，虽然最早见于别林斯基的著作，但它却和我国古代"比与兴"、"立象尽意"与"取象比类"十分相似。因为它们在思维过程中自始至终离不开具体的形象，都可以通过形象表达语言所不能表达的思想。《内经》的理论体系乃是通过近取诸身、远察诸物的取类比象的方法建构的，所以必须运用形象思维才能吃透它的全部内涵。

关于形象思维能力的培养教育，不仅中医院校的学生需要加强，就是对西医院校的学生来说亦是必要的。因为医学面对的是每一个具体的病人，个体差异是千差万别的，临床病象亦各具其异。医生如果没有形象思维的能力，是不可能把握与综合病象本质的。"历来人们就说，医学既是一门科学，又是一种艺术。大体上说，医学的科学这个方面，是逻辑的，医学的艺术这个方面，在一定程度上是非逻辑的"。中医历来注重个案总结，这与它非逻辑的、难以用概念明确表达的思维方式有关。所以有人认为"中医的医案是由病历记载加上华丽的词藻和丰富多姿的文字语言所组成，是世界上唯一的独具风格和具有文学艺术的散文"。

为加强中医院校学生形象思维能力的培养，应当适当开设一些文学艺术与美学课程，并经常欣赏一些美术音乐作品，借以加强形象思维能力的训练。并要加强中医临床教学，结合具体病人的病象与中医理论进行形象化的教学。要在教学中使学生体会到中医的自然美，以便提高学生对学习中医的兴趣。欲达此目的，亦必须训练形象思维，因为黑格尔曾说，美只能在形象中见出。

形象思维能力的培养，不仅对深刻理解中医理论有重要价值，而且对临床辨证亦有着重要作用，就是对巩固中医专业思想，使中医后继有人亦有着重大的现实意义。此外，形象思维可以产生联想与想象，容易激发创造性思维，还可以培养学生在临床上的观察力。观察必须从实际出发，从具体的情况出发，这样才能发现个体差异的特殊性，这亦就培养了实事求是的科学精神。只有实事求是地观察具体病人，才能发现与原理论的不一致处，而这种不一致处，正是发现新理论的突破口，如此才能促进中医的繁荣与发展。

（原载《中医药学报》1994年第1期）

第九节　加强青年医生临床思维能力的培养

随着现代科学技术的发展，先进的医疗设备在医院里越来越多。这无疑给临床诊断带来了极大的方便，对协助诊断起了重要作用。但是，在医院检测手段愈来愈先进的情况下，似乎随之给人们也带来一种错觉：只要经过先进仪器的检查，诊断就可确立。不少病人到大医院就诊，其主诉不是自己感到最痛苦的症状与体征，而是直接点名要做某种检查，让医生开检查申请单，甚至有些病人直接到检查科室去做检查。造成这种现象的原因，追本溯源，并非病人，而是医生自己。其根本原因，是医生忽视了临床思维的重要性，没有正确地认识在诊断疾病时人与仪器的辩证关系，过分地强调了仪器的优势，忽视了人的思维能动作用。这样下去，不仅会使青年医生的临床思维能力下降，而且容易造成误诊，给病人带来不必要的经济负担。

一般而论，医疗仪器愈先进，诊断的准确率应愈高。然而，事实并非如此，有资料显示：临床诊断准确率的高低与仪器设备的先进性与否并不成正比。究其原因，这与现代先进仪器设备给临床思维带来的消极影响有关。这些影响主要有3个方面。

一、思维片面化

临床思维是一个综合过程。从医生见到病人的那一瞬间起，病人的临床信息便开始向医生头脑中输入。这些信息是多方面的，如病史、症状、体征、检验结果以及病人的面容、体态、语言等。每一个信息对疾病的诊断都有作用，或许可以支持某一诊断，或许否定某一诊断。因为任何局部与整体都有密切关系，所以医生必须从整体出发，全面考虑，把握疾病的实质。现代医疗设备的优势在于能够比较准确地为局部定位与定性诊断提供信息，如CT扫描、核磁共振、病理检查等。这些信息虽然逼近疾病的真相，但毕竟仍有误差，且提供的信息仅是真实情况的一个侧面，并非其全貌，尤其是一些影像诊断，很容易在相似的基础上误甲为乙。为排除这个弊端，必须将其检测结果置于疾病的总体信息中进行分析。当然，现代医疗设备的检查，在很大程度上使医生的临床思维判断过程趋于简化，造成了医生依赖医疗仪器诊断疾病的倾向，久而久之，养成了懒于临床思考、抛繁就简的思维方法。这样下去，往往造成片面相信局部仪器检测结果，缺乏全面地分析综合，容易导致判断错误。因为在判断的过程中只见树木，不见森林，所得到的结论是片面的。这种由人造出来的仪器又反馈地抑制了人的思考能力，实在是不应该的。

二、思维静态化

人体是一个复杂的有机整体，生命过程每分每秒都在发生着变化。正如恩格斯所说："生命是蛋白体的存在方式，这种存在方式本质上就在于这些蛋白体的化学组成部分的不断自我更新"。他又说："生命，蛋白体的存在方式，首先就在于：蛋白体在每一瞬间既是它自身，同时又是别的东西。"然而，现代医疗仪器所检查的局部病位或离体标本，都是人体在某一个瞬间的情况。这一瞬间情况，脱离了人体生命的动态过程，因而它是孤立的、静止的，若单纯以此诊断疾病，则容易产生误差。

三、思维非生物化

完全依靠仪器的检查来诊断疾病，实际上是把人体当作一个仪器去进行检查。当然，人体存在着许多物理化学变化，但这些物理化学变化不同于非生物体的变化。医学面对的是具有个体差异的每一个病人，不同于工厂的同种产品。临床上经仪器检测所得的"正常值",实际上是运用数理统计方法将个体数据群体化了。它对被观察的群体来说有一定的价值,但对于每一个病人来说,必须结合其个体的具体情况进行分析判断,才能显示出它的意义。所以不能把客观检测的指标绝对化,不能认为仪器的检查结果为正常值就无病,这种把临床诊断数字化与公式化是不妥当的。因为这些数字与公式所反映的信息仅仅是人体的某一部件在某一瞬间或离体后的情况,并非整体信息。系统论创始人贝塔朗菲(L.Von.Bertalanffy)在《有机论》中说:"生物体不是一些部件杂乱无章的堆积物,而是一个有机的统一体,这种有机体具有一种新质,即系统质。它既不同于各部分质,也不同于各部分质的相加和,而是系统各要素集成化的产物"。因而在临床诊断时,绝不能以点代面,不能单纯将某几项检查的结果相加就确诊某病,一定要把握疾病的全貌,全面综合分析,才能得出正确的诊断。

临床思维的培养包括逻辑思维与形象思维。对西医青年医生来说,主要应侧重逻辑思维的培养,对中医青年医生来说,主要应侧重形象思维的培养。因为中西医的理论体系不同,医学性质各异。这两种思维方式并不排斥,而是相辅相成的。要在青年医生中加强这两种思维能力的培养,必须加强临床教学,重视疾病的发生发展规律,上级医师应充分应用逻辑推理与直觉经验,对下级医师进行有意识的临床思维能力训练。在对待先进医疗设备时,既要重视"核武器",又要重视"常规武器",更要重视基本功的培养,这样才有利于青年医生临床思维能力的提高。

(原载《中华医院管理杂志》1994年第4期)

第十节　加强中药新药研究与开发，开拓国际市场

鲁迅先生说过的一句话："只有民族的才是世界的"，只有来自民族的东西，经过千百年提炼升华后，才具有生命力和持久力，才能被世界认同。所以中医药开发必须保持民族的特色，所谓民族的特色也就是中医药的特色，开发中药新药必须保持中医理论的特点。

一、中药新药开发的现实意义

中药新产品开发是中药学中的一门新兴学科，是随着现代科学的发展和现代科学技术在中药研究中的应用，尤其是在近几年来中药新药的大量研究与开发中形成的。它是运用传统的中医药理论和现代多学科知识技术进行中药新药研究开发的一门新学科。

中成药是祖国医药学的重要组成部分，中医要现代化，中药必须率先现代化。研制与开发中药新药可以提高中药研究水平，中药质量亦随之提高，中药防治疾病的效果也相应提高，中医药在国内及国际市场的影响将都会大大提高，同时又可创造更多的经济效益，进一步增加中医科研教学的投入，从而推动中医药研究，加速中医药事业的发展。中药产品的国际市场很大，但我国现有的产品市场占有率很低。究其原因，老产品技术含量低，不易被外国人接受，剂型不能顺应外国人的习惯，其功能也不能完全适应国外多数消费者的需要等。所以研制中药新产品的时候就要考虑到国际市场的需求，有目

的、有针对性地开展工作。如品种的选择可选择易于发挥中医药优势的品种，针对当前国际市场防治疾病的热点、重点开发具有特色的常用药。处方应符合国际惯例和拟进入国外的当地法规，如新加坡禁止含有黄连、黄柏、元胡、川乌、附子等成分的中药出售，美国禁止含汞、铅、朱砂成分的中药进口的销售，加拿大禁止汞、铅、砷、砒等重金属含量超标的中药销售。

二、中药新药开发研制，应注意保持中医药特色

用现代科学技术的方法研究中药，容易走上中药西药化的途径。虽然中药的剂型改革与现代药理分析研究是中药新药研制与中药现代化的重要手段，但这种实验分析的方法必须在保持中医药特色的前提下进行，若中药脱离了中医理论去研制创新，那样的中药就不叫中药了，那只能是将中药融入西药范畴而使中药消失了。中药没有中医理论的光环，那就是一堆柴草与矿物而已。目前有关中药复方研究所采用的是西药研究的思路，用西药研究植物药的方法去研究中药，如从西药角度分析提取化学成分，那只是增加了西药品种而已。如从青蒿中提取的青蒿素，从青黛中提取靛玉红，从薏苡仁中提取康莱特等化学物品。这些新药的应用都脱离了中药的四气、五味、寒热温凉，临床上也不能辨证使用，临床上只能依据西药药理使用，它已经姓西不姓中了。

中药方剂是中医临床用药的特色所在，它是中医理论在中药方面的具体体现，也是研制中药新药的重要环节。随着科

学技术的飞速发展，现代高科技与研究中药方剂的结合已势在必行。但是目前对中药复方的研究以单味药和小复方为主，基本上运用了西药药用植物的研究方法，其研究目标是单体和化学成分，研究指标比较单一，与中医临床实践相差甚远，亦与中医理论脱节。目前有关中药复方研究所采用的思路是西药的研究思路，其潜在含义在于：中药复方应当用西药的标准来证实。但这种思路是错误的，因为这种方法抹煞了中药方剂中多靶点的协同治疗作用。中药复方中的各味药以君臣佐使的关系从多个环节、多方位产生整体效应，那种以西药研究方法以提取化合物和单纯的唯成分论是行不通的。

中药，它不单纯是天然药，它是中医理论的载体，是在中医传统文化的概念下去认识和利用的。所以在运用时就赋予了深厚的文化底蕴，带上了浓重的民族文化形式。在中医理论中，四气五味等是"药理学"概念，若离开了中医文化理念，寒热温凉就变成了温度概念，五味也就成了普通的味觉概念，中药的功能也就无所依托、无法理解了。由于东西方自然观的不同，中西药物的应用与思维取向也存在着极大的反差。在西方追求独立个性与长于分析的思维定式影响下，西药的发展强调单一成分和结构明确，一种药物成分结构越单纯越清晰越合理。而中药则不然，中药在东方整体观的影响下，它强调整体的整合功能，所以出现了方剂，它也不注重物质结构，不追求单一，而追求众多药物的和合。所以，中药方剂是中医用药的最基本特征，这也是中医艺术特征的体现，是东西方文化理念与自然观的不同所带来的结果。如果认为中药现代化就是以中药成分分析、提取作为中药新药开发的主要目标，那么几千年来，以方剂为特征的中医用药经验，将丧失殆尽，方剂所包含的客观真理无疑也会被抛弃。如果中药现代化就是在中药中提取单体有效成分，那不仅失去了中药的特色，也失去了中药现代化的意义。所以中药新药的开发与研制必须保持中医药特色，以民族特有的东西打入国际市场。

三、中药新药的剂型改革

中药汤剂是一古老而传统的剂型，几千年来仍然在沿用，这种剂型虽然简单方便，但苦涩的药味不受病人欢迎。中药现代化，剂型改革是其核心内容之一。老蜜丸虽然在服药时方便了许多，但质量不易控制，容易变质失效，所以传统的中药剂型改革势在必行。在中药剂型改革中出现了注射剂、胶囊、颗粒剂、片剂、透皮吸入剂等，这些剂型比汤剂明显的前进了一步。在剂型改革中，制药工艺过程必须随之改革，否则难以达到传统中成药特点的要求。中成药制剂虽然历史悠久，但存在问题不少：如生产工艺繁多，服用剂量过大，煎剂体积过大，吸收显效较慢，速效急救剂型较少，质量较难控制，细菌污染尚待解决，较难贮存等。中成药的制剂还不能完全满足现代中医临床及患者的需要，也和现代药学的进步不相适应。所以改进传统中成药的剂型，积极开发新制剂，已成为当前中成药科研中的重要课题。其宗旨是提高疗效，服用方便，易于生产和贮存。中药新剂型的开发包括两个方面，一个是对传统剂型的改进，采取继承与发扬的观点，使之不致于失传，并发展提高；另一个是研制开发新剂型，但新剂型的开发要从中医治疗作用的需要出发，根据病证的最佳给药途径来研制。

四、中药新药开发的几个主要途径

（一）从我国传统古方中去发掘

我国医药有几千年的历史，积累了大量的宝贵经验，有些经方经过漫长的历史验证，确实有效。如六味地黄丸对降血糖、抗衰老有明显作用，补阳还五汤对改善心肌代谢，缓解心肌缺血有显著作用。

（二）从发掘民间验方与老中医临床经验中去开发

民间验方、偏方是中医药在人民群众中间广为流传的治疗方法，其中有效方药不少，如壮腰健肾丸、龙牡壮骨冲剂等就是利用民间验方研制的中药新药。应该重视各地老中医的临床经验的传承，这些方药临床基础较好，研制出的中药新药在临床观察中易于成功。

（三）利用现代药理研究成果，从中药有效成分中去开发

日本对中药采取"兼容并蓄，自成体系"的战略，声称要使日本成为传统中药的中心，在新的中药制剂开发方面取得令人瞩目的成绩。如速效救心丸、津村柴苓汤成功地打开并占领了国际市场。西方大的草药公司也在积极开发中药制品，如法国的银杏制剂销售额达5亿美元。但是正如前面所述，用中药有效成分去开发中药新药必须在保持中医药特色的前提下进行，否则就失去了中药特色。

（四）从中药微量元素的研究中去开发

不少中草药中含有丰富的微量元素，而微量元素是人体新陈代谢中不可缺少的物质。例如鹿茸的补肾壮阳与提高免疫功能作用与其所含的多种微量元素有关。这种开发途径也必须注意保持中药特色。

中药科技与经济结合，产生经济效益与社会效益主要有两条途径：一是科技与临床结合，通过临床研究提高中医药防治疾病的能力，直接为社会发展服务，为人类健康服务；二是科技与生产结合，通过研究与开发，为中药产业提供高水平的新药成果和解决生产中的技术问题。中药新药的开发与研制，应开发更多安全、有效、稳定的新品种，提高产品质量，才能更好地开拓国际市场，促进中医中药的国际化。

下篇　临床理论与治疗经验

第一章
临床理论研究

第一节 临床诊断思维方法

在医院治疗疾病时，首先要求医生对病人的疾病要诊断清楚，有明确的诊断后才能有针对性地治疗。然而，面对诊断，有时有些医生却束手无策，脑子里一片空白无从下手，这是因为缺乏临床诊断思维，点不深，面不广，容易误诊，这里简述一下诊断思维方法。

一、诊断过程与双向交流

人们患病以后，要找医生看病。为什么要找医生而不找别人呢？因为医生懂得诊断和治疗疾病的道理，掌握了一定的医疗技术和方法。医生是先掌握了一定的医学知识后才能看病的。在诊断思维过程中，医生必须首先具备一定的理性认识，对某一疾病规律先有所了解，才能开始临床实践。当然，这些理性认识，也是前人在感性认识的基础上的科学总结，同样都是客观事物在头脑中的反映。如果没有客观事物，医生的大脑就像一块洁白的荧光屏，是什么图像亦反映不出来的。

医生在头脑中贮存的理性认识，是前人在许多同类疾病中归纳和概括出来的共性的东西。它对某种疾病来说，具有普遍意义。而就诊的病人则是个性与共性的统一体，具有共性规律中所不包含的特殊性。因此，每个病人的病情不可能完全符合书本上的典型规律。医生在诊断疾病时，他的头脑中经历了由一般到个别的思维过程。

追本溯源，最初的临床思维也是由个别开始的，但在积累了大量的个别经验后，就会在个别中找出共性的东西，上升为理论。在一般的理论形成后，再遇到相同或相似的个别病例，就会用总结出来的理性认识去衡量和考察它。

医生在诊断疾病时，要询问病史，体格检查。这些从临床收集到的资料，首先和医生头脑中贮存的记忆信息产生联想，然后以理性概念的轮廓，把病史和检查得到的资料，通过某种疾病的内在规律，把它们联结起来。由零碎的变为完整的，由表面的变为内在的，由感性的初步上升为理性的，这样，就形成了一个诊断假说。在这个假说形成的时候，并非仅仅是症状同体征的机械联结，就可以构成疾病的概念，而必须先经过一种双向的交流过程。一方面，病人作为客体向医生提供各种各样的信息，把许多疾病的线索与依据呈现出来；另一方面，医生又把自己头脑里已经贮存下来的各种诊断模式外射到病人的各种临床表现上面。当然，医生头脑里已经贮存下来的各种诊断模式，亦是各种疾病规律在头脑中的反映。这样理性认识要对感性认识作一次筛选，符合某种疾病规律的临床信息就初步形成了某种疾病的诊断假说。但这个过程并非是临床信息在诊断模式库中简单地对号入座，它要经过医生的综合思考与判断。因为事物的属性是多方面的，一种症状往往可以由许多疾病引起。如发烧的症状，可以由感冒、肺炎、肿瘤、脑出血等引起。所谓鉴别诊断，就是判断某一临床信息符合哪种属性的过程。临床信息具有两个特点：一个是特异性，即该症状或体征能直接反映出某种疾病的本质，是某种疾病独具的特殊表现。如消化道穿孔的膈下游离气体、大叶性肺炎的铁锈色痰、癌肿的病理切片特征、结核病的结核菌素试验等等。另一个是非特异性，即是许多疾病所具有的共同症状或体征。如血沉快、发烧、疼痛等等，有时单凭一两种症状或体征很难作出明确的诊断，必须全面衡量综合判断。而特异性的信息往往直接就可以诊断但这并非绝对。因为事物是复杂的、多变的，有真相亦有假相，而且同中有异，异中有同。如同样是发烧，就有波浪热、回归热、弛张热等不同；不同部位的出血或其他原因都可以引起贫血。在较大范围内是特殊性的东西，在较小范围内亦可能是普遍性的事物。如切脉诊断，在整个诊断学中它是有特殊性的，而在中医范围内它就具有了普遍性。

二、动态观察与鉴别诊断

疾病过程并不是固定不变的，它随着疾病的发生发展与治疗往往在不同阶段又有不同的临床表现。所以医生的诊断思维还必须随着变化了的情况去思考。诊断假说亦必须随着变更了的情况而变更。因为临床现象的变化，往往反映疾病在演变过程中发生了质的变化。在这个动态的观察过程中，一定要注意是否出现了特异性的症状与体征，因为它是构成诊断假说的主要依据。当然，有些疾病在演变过程中并没有发生质变，只是表现特殊一些，或医生观察的不细致不全面，因而造成诊断不确切或者误诊。

病人的临床表现与医生头脑中的理性概念的双向交流，必须把人的主观误差降低到最小限度，以使具有严格的客观性，以期获得一个唯一可以被重复验证的正确结果。在这个过程中，医生必须从客观事实出发，不能臆造或歪曲客观信息。病人亦必须准确地、真实地、而且全面地反映病情。因为科学的观察，不管是由什么人在什么地方、用什么方法做的，只要它是真正严格的科学观察，对同一对象就只能得出基本一致的观察结果。否则，就是在某一环节上出了差错。在某医院诊断是什么病，到另一医院还应当诊断是什么病。不能因人而异，因地而殊。当然，亦不能认为几个医院都诊断是什么病，就一定是对的，还要看它是否符合疾病的实际。

但是，个性是复杂的、活跃的。医生头脑中贮存的书本上的一般理论，往往不能解释所遇到的所有病情。所以临床思维在经过由一般到个别的过程外，还得再由从个别到一般所得出的经验予以补充。前者运用的是前人的间接经验，后者则是自己的实践体会。临床上遇到的所谓不典型病例或疑难病例，就是实际病情不符合或不完全符合书本上的疾病规律。这种理论与实际的不一致处，往往是突破原理论的缺口，由此可以发现新的东西，得出新理论。亦只有这样，才能促进科学的发展。

诊断思维要求医生形成诊断假说的时候，他必须具备一种"潜在视觉"和"穿透时空"的能力。使诊断思维具有立体感。他在将零乱的临床表现联结为一个整体的时候，还必须借助想象力，突破眼前存在的限制，把视线投向过去，穿透时空位置的层层屏障，综合起来加以考虑。如白塞综合征的眼、口、生殖器和皮肤关节病变可以同时出现，亦可相隔数年或十几年出现，在家族史、既往史、生育月经史等的追问过程中，医生还必须有"千里眼"和"顺风耳"，才能超越时间与空间，追踪到疾病的实质。

在诊断思维中，主要是鉴别临床现象的性质，以便顺荷摸藕，追踪疾病的本质。这里，必须注意排除假相。假相与真相往往有相似的结构关系，但它们的本质不同。识别假象与真相的最好方法是运用"比较"。有比较才有鉴别，有鉴别才能认识事物的特殊性。认识了事物的特殊性才能区别事物。

值得注意的是，随着现代科学技术的发展临床诊断思维也在发生着变化。某些症状体征原来是诊断某病的主要依据，但新的诊断技术出现后，它就可能被降到次要地位。从而使诊断过程大大缩短。如CT扫描、核磁共振、内窥镜的运用与病理切片等手段，往往直接就可以明确诊断。但这种现象也给临床诊断带来了一些弊病，即重视了新型检查但轻视了常规检查与综合思考，使医生的诊断思维简单化，因而使一些功能性的疾病与局部病灶不明确的疾病而被忽略与误诊。

（原载《临床医药》1993年第2期）

第二节　中西医结合为认识过程提供了新的思路

　　辩证唯物主义者认为，人类对于客观世界的认识过程，总是由低级到高级，由简单到复杂，由浅到深，由片面到全面。但是，由于人类在地球上生存的地理位置不同，经历不同，人们在与大自然作斗争的过程中所形成的自然观亦会不同。自然观的不同，观察和认识事物的方法亦会相异。中医和西医，就是在两种不同自然观的影响下形成的两种医学体系。尽管中西医的理论体系相差甚远，但双方观察研究的对象都是人体。由同一客体观察到的不同结果之间，必有其内在的联系。通过中西医结合，不仅可以看到两种医学体系的反差，而且可以窥见中西医自然观合流的足迹。所以，研究中西医结合为认识过程提供了新的思路，对于深入理解辩证的认识论是具有积极的意义的。

一、宏观与微观相结合

　　中医对于人的生理病理等生命观象的认识离不开与自然环境的联系。而且往往以自然现象去解释生命现象，把人与自然融为一体。著名的"天人相应"学说就集中地反映了这一思想。古人把对自然界宏观观察的结果，具体地与人的生命现象结合起来，因而对人体的认识也必须从宏观方面加以辨认，这种宏观观察是以人的感官去直接感受的，因而在超越肉眼以下的微观世界一直覆盖着一层神秘的外衣，未被人们发觉。正如恩格斯所说："原始的、朴素的但实质上正确的世界观是古希腊哲学的世界观……但是，这种观点虽然正确地把握了现象的总画面的一般性质，却不足以说明构成这幅总画面的各个细节"。中医在认识人的生理病理时，除把人与自然当作一个整体外，又将人体当作一个整体进行观察。中医认为，人体是以五脏六腑为中心的一个整体，各个脏腑之间又有着不可分割的内在联系。

中医对于人体的认识，善从宏观的、总体的方面去把握，但是这种把握仅停留在对于生命现象的笼统的、模糊的认识上，缺乏对事物的特殊性、原因与结果的深入研究，因而看不到形成这种宏观现象的具体细节，缺少微观的结构层次上的阐明。所以在精确的定量方面黯然失色，因而在理论上始终没有突破性的飞跃。几千年来的中医理论，始终在阴阳五行、脏腑经络等圈子内徘徊，说来说去总离不开原有的框架。随着现代科学的发展，西医越来越向微观方面发展，从个体水平、器官水平进而发展到分子水平以至更高的层次上。西医利用了西方原子论的间断性、结构性和层次去探索人体生理病理过程的具体细节，因而对疾病的诊断较为准确，定位比较明确。但是，这种认识事物的方法，不免使人们产生只见树木不见森林的片面观点，缺乏整体的、宏观的认识。科学的发展，往往使人们立足新高度，反思旧传统，提高新观点。中西医结合就是在这个高级阶段上对两种医学体系反思的必然结果。中西医结合就可避免两者的弊端。它可将中西医的宏观方法与西医的微观方法结合起来，这就大大开拓了认识事物的视野，使认识过程深化，可以在不同层次上发现新的领域。大量的中西医结合事实已证明了这一观点。

二、纵观与横观相结合

中医认识事物，是以横观的方法为主。这种横观方法的特点，就在于事物间的横向联系较多。正如恩格斯所说那样："当我们深思熟虑地考察自然界或人类历史或我们自己精神活动的时候，首先呈现在我们眼前的，是一幅种种联系和相互作用无穷无尽地交织起来的画面，没有任何东西是不动的和不变的，而是一切都在运动、变化、产生和消失"。这种"交织起来的画面"，正是中医横向观察事物的主要特征。例如《灵枢·岁露论》曰："人与天地相参也，与日月相应也"。这里的"相参"与"相应"正集中地反映了中医横向观察事物的方法。西医认识事物是以纵向为主，趋向于系列研究，它对于某一学科的分析研究愈来愈细。但是，现代科学的发展揭示出认识事物在以螺旋式向上发展过程的同时，还有横向展开的认识过程。这种交织在一起的认识过程表明，认识事物有结构性，反映了客观事物的复杂性和在认识过程中的多种形式。

中西医结合，提示了人们认识事物应该纵横结合，才能符合客观事物的发展过程。中医理论中的取象比类、自然现象与生命现象的微妙结合、五行学说及其拓展等都反映了横向认识事物的特征。古人把观察到的自然现象未加剖析便直接用来解释人体生理过程，因而中医只能把握自然现象与人体总联系的一般性质，却不足以说明构成这些联系的各个细节。西医的研究方法主要用分析和实验的方法。它是从整体观察中抽出某些细节逐个加以研究的。所以把研究对象剖析得愈来愈细，因而叩开了微观世界的大门，把生命现象还原到分子水平或更高的层次上。中医在横的方面积累了大量的经验，西医在纵的方面积累了丰富资料。中医打破了不同时间与空间的束缚，使不同时空的相似现象进行感应性整合；西医却注意了同一空间位置，使不同时间的前因后果得到了阐明。正因如此，中医偏向于整体观察，在某些方面带有系统论的特点，而西医在微观分析时，容易忽视整体联系，不免带有片面的形而上学的倾向。

但是，不论中医和西医，研究的对象都是人体，只是观察的角度不同。中医好比横坐标，西医好比纵坐标，在这两个坐标的交叉点上，往往可以找到两种医学的共同语言，在这些交叉点上可望取得新的成果。事实证明，不仅中西医交叉点可以促进医学的发展，多学科的相互渗透也往往是新学科的生长点。多学科的交叉渗透，也是二十世纪自然科学蓬勃发展的原因之一。

三、直接观察与间接观察相结合

中医观察人体以直接的肉眼观察为主，并以感官去直接感知生命现象的外在表现，然后由表及里，用不打开箱的办法去推知内在的生命过程，因而精确性较差。西医由于引入了现代物理化学的最新成就，借助各种新式仪器观察人体，高度延长和加强了人类感官认识事物的能力，因而不仅使认识的范围向纵深发展，并在不同层次上使横向的认识扩展开来。

中西医结合提示了在从一个物质层次进入到另一个物质

层次上展开研究，可以开拓出一个新的领域，从而使认识深化。但要进入不同的层次，必须借助间接观察。要想中医现代化，单靠三个指头和一个枕头是不行的，只有借助间接观察，才能有千里眼和顺风耳，才能大大加深和扩大人类对于客观世界认识的深度，而且也有助于对宏观层次的深入理解。

四、功能与结构的结合

中医观察人体，偏重于功能方面的认识，对人体的结构则比西医了解甚少。然而，生命观察乃是形态结构与机能活动相统一的运动形式，有一定的结构，就有相应的机能，反之，有一定的功能，必有相应的结构。七十年代初针刺原理研究在全国蓬勃开展，人们共同存在的疑团是：针刺产生的针感有没有解剖学基础？我国著名的生理学家侯宗濂教授就用结构与机能相统一的原理分析了这一问题，认为有针感存在，必然有相应的针感结构。他终于发现"针感的产生主要是由细纤维传入，而针感的维持可能有梭内肌参与"这一有名的二重结构学说。

综上所述，中西医结合不仅促进了医学的发展，而且亦提出了若干哲学问题，上面这四种认识方法也并不是孤立的，而是相互联系相互补充的。因而对于客观事物的认识就会更深刻，更全面。值得注意的是，由于中西医结合不仅促进了认识过程的发展，也为中西自然观的合流提供了具体事例，中西自然观的日趋交融将会使传统的东西方自然观焕发出新的生命力。

第三节 试论祖国医学对疾病预测的探索

在宇宙空间中，任何事物都有过去、现在与未来。对某一事物欲全面了解，不仅要认识现在，回顾过去，还应该以动态的、发展的观点去观察和预测未来，这样才能正确地把握现在，主动地改变未来。祖国医学对疾病的预测，就体现了这种思想。中医深受《周易》的影响，《周易》的卜筮性质在中医文献中留下了明显的痕迹。但中医的预测方法与《周易》不同，它不再以阴爻与阳爻的排列组合去判断吉凶，而是以具体客观的事物为依据和以事物发展变化的观点去作推理分析，这种预测法比《周易》的占卜方法进了一步，所以其预测结果有一定的科学性。

一、时间预测法

（一）以天干地支为演算工具进行预测。天干地支是表示人与自然、时空等多种含义的综合体，祖国医学以此为工具来预测疾病，主要体现在以下几个方面。

1.以年干支预测。这主要是运用运气学说，运气学说是用来解释自然界气候的变化以及气象对人类万物影响的一种学说，祖国医学用它来预测疾病的发生。其预测方法是将干支与阴阳五行及六气结合起来，根据年运的太过与不及以推算出气候变化的特点，再以此特点去预测疾病的发生情况。如《素问·气交变大论》云："岁木太过，风气流行，脾土受邪，民病飧泄"。运气学说预测疾病的特点有三：其一，由年干支起始，中间要以气象为中介，由气象特点再推测疾病；其二，是对群体疾病的预测而不是对个体；其三，预测的疾病有周期性与节律性。李振彬在《医学与哲学》中撰文认为，这种周期与节律不仅是存在的，而且具有一定的物质意义，并与现代的时间生物学在某些方而有惊人的相似。任应秋认为，古代二十四节气和阴阳合历的确定，给劳动人民带来了无穷方便，这些历法、天文知识的丰硕成果，也给运气学说奠定了科学基础。

2.以日干配五行五脏进行预测。此首见于《内经》，如《素问·脏气法时论》曰："肝病者，愈在丙丁，丙丁不愈，加于庚辛，庚辛不死，持于壬癸，起于甲乙"。这里用五行生克之理，将疾病的起、愈、加、死、持作了预测。以日支配合六淫预测。《灵枢·岁露论》云，"二月丑不风，民多心腹病。三月戌不温，民多寒热。四月巳不暑，民多瘅病。十月申不寒，民多暴死"。二三四月，阳旺之时，丑日若不风，戌日若不温，巳日若不暑，示阴气盛而阳不达也，所以民多疾病。十月为阴旺之时，若申日不寒，示阳气盛而阴不藏也，所以民多暴死。这里以气候的反常进行预测。

3.以时支预测。如《伤寒论》认为："太阳病欲解时，从巳至未上；阳明病欲解时，从申至戌上，少阳病欲解时，从寅至辰上"。因为六经之气，皆有其旺时，此时正气得助，胜邪而病解。

（二）以四时气候特点预测。《素问·生气通天论》曰："春伤于风，邪气留连，乃为洞泄。夏伤于暑，秋为痎疟。秋伤于湿，冬逆而咳，发为痿厥。冬伤于寒，春必病温。四时之气，更伤五脏。"此以"伏邪"的理论，预测了将要发生在下一季节的未来疾病。

（三）以节令结合风向预测。《灵枢·九宫八风》中以八宫配合八节（四立、二分、二至）与八个主要方位再结合八风等气象之异来预测疾病。它与运气学说预测法有同样关系，即皆以时间——气候——疾病为基本框架，先以时象起始，以气象为中介，再推测引起之病象。而且亦是对群体疾病的预测。如"太一移日，天必应之以风雨，以其日风雨则吉，岁美民安少病矣"。此外，还有以月日与风雨结合预测者，如《灵枢·岁露论》云："正月朔日，太一居天留之宫，其日西北风，不雨，人多死矣。正月朔日，平旦北风，春，民多死。正月朔日，平旦北风行，民病多者，十有三也……"。

二、方位预测法

中医的五方学说，来源于河图。《太玄经·玄数》云："一六为水，为北方，为冬日；二七为火，为南方，为夏日；三八为木，为东方，为春日，四九为金，为西方，为秋日；五五为土，为中央，为四维日"。这样，五方就与四时五行结合起来，为预测事物提供了理论基础。《灵枢·九宫八风》曰："风从南方来，名曰大弱风，其伤人也，内舍于心，外在于脉，气主热"。《素问·金匮真言论》又以河图数提出人体五脏外应五方、五时、五味等"五脏应四时，各有收受乎？"的理论，使人体脏腑疾病与五方联系起来。《素问·异法方宜论》云："南方者，天地所长养，阳之所盛处也，其地下，水土弱，雾露之所聚也。其民嗜酸而食胕，其故其民皆致理而赤色，其病挛痹"。

三、脉象预测法

察脉诊病是中医的一个创举，察脉预测也是祖国医学的一大发明。预测的内容一般为生、死、愈、危等四个方面。

脉象预测要与其他条件结合起来判断，一般与形气和不同的疾病病情结合，也有与四时结合等。《素问·三部九候论》曰"帝曰：决死生奈何？岐伯曰：形盛脉细，少气不足以息者危。形瘦脉大，胸中多气者死。形气相得者生……。三部九候皆相失者死。"这里体现了中医的相称协调观，即脉象必须与形气病情相称，否则预后不良。又如《素问·玉机真脏论》云："病热脉静，泄而脉大，脱血而脉实，……皆难治"。《伤寒论》云："太阳病，得之八九日，如疟状，发热恶寒，热多寒少，其人不呕，清便欲自可，一日二三度发，脉微缓者，为欲愈也"。

四、望诊预测法

望诊列为四诊之首，不仅是由于在诊断疾病时有它独到的重要性，而且在预测疾病方面也有其独到的价值，可通过望诊患者的神、色、形、态以判断预后。神是五脏六腑先后天精气与人体精神活动的具体表现，所以五脏六腑某处将要发生病变，其前兆信息会在"神"的表现中显示出来。《素问·移精变气论》云："得神者昌，失神者亡"即含有此理。望色预测须将五色与五脏、五行结合在一起，以五行生克原理进行判断。《医宗金鉴》把病与色分为相应与不相应，不相应之中又有相生相克的善恶关系。一般来讲，某脏应先见某色，为病与色相应，即正病正色。病色不相应者，如肝病应见青色，若为黑色为母乘子，是相生，为顺证，预后良好，若出现赤色为子乘母，是相生中之小逆；若出现黄色是病克色，其病不加甚，为凶中顺，若出现白色为色克病，病加甚，为凶中逆，预后不良。望色预测亦可与脉象结合起来判断，如《灵枢·邪气脏腑病形》云："色脉形肉不得相失也……见其色而不得其脉，反得其相胜之脉则死矣，得其相生之脉则病已矣"。望形态预测常与其他预测法结合在一起运用，如与体质预测法结合等。其机理依据"欲知其内者，当以观乎外"的"藏象"理论进行。

五、以疾病转化规律预测

一切事物都有其因果转化规律，当疾病发展到一定阶段时，在当前的征象中包含着未来的信息。如《素问·通评虚实论》曰："帝曰：肠澼便血何如？岐伯曰：身热则死，寒则生"。张仲景则以太阳、阳明、少阳、太阴、少阴、厥阴为次第来掌握伤寒病发展规律，并以此规律预测未来病证的可能性。它根据伤寒发病的由表向里、由浅入深、由阳转阴的方向，创立了六经传变学说。

六、梦象预测法

梦象预测疾病见于《灵枢·淫邪发梦》。经曰："肝气盛则梦怒，肺气盛则梦恐惧、哭泣、飞扬，心气盛则梦善笑恐畏……"。对于梦能否预测事物，从古至今东西方都有种种不同的看法。但据叶文俊在《中医药信息》中的报道,苏联科学家瓦西里·卡萨金博士利用科学手段研究后宣称:"(他)可以通过分析梦境来诊断人在三个月之内将要发生的疾病",弗洛卡里博士亦认为:"重复出现的恶梦往往是疾病的先兆"。可见以梦象预测疾病有值得探讨的病理基础。

中医预测疾病的方法还有许多,但其理论核心大都离不开阴阳五行学说,尤其是五行生克规律。其次是"相称协调"观,即病象、脉象、体质等是否相称协调也是预后好坏的一个标尺。中医的预测方法虽多,但还不是现代意义上的科学理论,还仍停留在假说阶段。它之所以称为假说,是因为它既有一定的科学性又有一定的可变性。说它有科学性,是因为它是古人在长期的实践中总结的,有一定的实践经验为基础。但这些经验又缺乏严密的逻辑证明,其中不合理论的成分很多,因而它既可能发展为科学理论,也可能在实践中被否定。我们对于中国古代预测疾病的方法,不应单从是否应验予以肯定或否定,而应从思路与方法论上去深入探索。如时间预测法,虽然肝病不一定就愈在丙丁,但某些疾病的生、死、愈、危确实与时间因素有关,它既然是一种假说,就必须在继续实践的基础上进一步的观察,使它发展成为完善的科学方法。正如恩格斯在《自然辩证法》中所说:"进一步的观察材料会使这些假说纯化,取消一些,修正一些,直到最后纯粹地构成定律。如果要等待构成定律的材料纯化起来,那么就是在此以前要把运用思维的研究停下来,而定律也就永远不会出现"。

(原载《国医论坛》1991年第2期)

第四节　国人外貌体态的相似与易感疾病的关系

由于不同人群的外部特征不同，他们对某些疾病的易感性也不尽相同。通过体态，体质与基因的研究，可进一步了解各种疾病的内在与外在联系，为辨证过程提供了依据。

一、外表特征与疾病关系的中西医观点

在现实的人群中，我们经常发现某某人与某某人长相十分相似，不仅面貌、语音相似，而且身高体态也相似。如果你更深入地观察，就会发现，你所看到的并非某个人与某个人相似，而是某些人与某些人相似。就是说，具有身材体态与面容相似的有一大群人，是群体相似。同样是人类，但根据地域、皮肤颜色与体征的不同可分为黄种人、白种人、黑人等。同样是黄种人，又有体型、身高与面貌等的不同，即同中有异，异中有同。由于这些人群的外在特征不同，他们对某些疾病的易感性也不尽相同。这些现象的内部因素就是由于遗传基因的不同。国际协作完成的人类基因框架图对人类疾病的诊断治疗具有重大的意义，同时也揭示了人体外表特征与人类疾病的内在联系。由于遗传基因的作用，子代的外貌特征与父母有相似之处，父母的某些疾病也可以传给下一代。因此认识外貌特征与易感或遗传疾病的关系，与完成基因框架图有异曲同工之处，只不过一个是从宏观观察，一个是从微观观察。

中医学十分重视望诊，有谓"望而知之谓之神"。望的内容包括病人的身高、体态、皮肤颜色、肥瘦、相貌等等。皮纹

学是研究人类皮肤纹理系统的形态特征和功能及其变化规律的应用科学，它包括指纹学、掌纹学和脚纹学。医学皮纹学是医学与皮纹相结合的一门学科。医学皮纹学广泛应用于遗传疾病的筛选和流行病学的调查，以及染色体疾病的检查。实践证明，皮纹学可作为诊断疾病的一个重要辅助手段，它简便易行，不需特殊的精密仪器，对病人无痛苦，无副作用，又不增加经济负担。王晨霞总结出一套利用掌纹诊断疾病的方法，受到著名科学家钱学森的赞扬和鼓励。掌纹学并不等同于手相学，手相学是封建迷信用来欺骗和愚弄人民的工具，是伪科学，二者必须加以区别，不能混淆。皮纹与体质基因有密切的关系，不同的掌形、掌纹反映了不同的体质，中医望诊皮纹也显示了中医对遗传疾病的宏观观察。我国是世界上运用指纹最早的国家，1953年在西安半坡遗址出土的陶器上就有制陶者的指纹。我国古代唯物论者王充在《论衡》中就说："察皮肤之理，以审人之性命"。中医与《周易》都运用了形象思维，所谓"立象尽意"，通过形象来反映其内在的实质。所以中医有病象、脏象、脉象、舌象之说。易曰："象也者，像也"。象即有一定的形态，对人体形态相貌的观察是一种艺术的观察，对体质与证的判断也是一种艺术的判断。而形与神又有一定关系，所以中医认为"形与神俱"。在这里"神"可以理解为"形"的生理功能。有什么样的外形，就有什么样的内在功能。这也类似于结构与功能的关系，不同的结构决定了不同的功能。

二、体质、体态、基因与疾病的关系

人体外部特征，与体质的关系甚密，不同的体质决定了外形特征。现代医学将人的体质分为超力型、瘦长型与中间型。不同体形的人易感疾病不同，如超力型的人个矮、粗胖、颈短易患高血压、糖尿病、胆囊炎、胆结石与冠心病等疾病；瘦长型的人垂肩、颈长、消瘦、易患肺结核、低血压、胃溃疡等疾病。外表形态与体质有关，体质与疾病有关，疾病与基因有关，所以外形特征与基因存在关联。因此，面诊、手诊等诊断方法的原理在于人体外表特征与基因所存在的内在联系与相关规律。

中医经典著作《灵枢·通天》将人分为五态，认为不同的体态其筋骨气血各不相同，心理性格也不相同。"太阴之人，贪而不仁，下齐湛湛，好内而恶出，心和而不发，不务于时，动而后之，此太阴之人也。少阴之人，小贪而贼心，见人有亡，常若有得，好伤好害，见人有荣，乃反愠怒，心疾而无恩，此少阴之人也。太阳之人，居处于于，好言大事，无能而虚说，志发于四野，举措不顾是非，为事如常自用，事虽败而常无悔，此太阳之人也。少阳之人，諟谛好自贵，有小小官，则高自宜，好为外交而不内附，此少阳之人也。阴阳和平之人，居处安静，无为惧惧，无为欣欣，婉然从物或与不争，与时变化，尊则谦谦，谭而不治，是谓至治。"中医体质学说将个体的生理机能与心理行为特征和对某些疾病的易感性作了相关性的观察，这即现代的身心医学。1977年医学理论家恩格尔提出了"生物——心理——社会医学模式"受到了医学界的普遍公认。随着现代医学模式的转变，中医的体质学说正与此不谋而合。中医对人的外形、心态、体质特征与易感疾病的时机都有论述。如"木形之人，比于上角，似于苍帝。其为人苍色，小头，长面，大肩背，直身，小手足，好有才，劳心，少力，多忧劳于事。能春夏不能秋冬，感而病生，足厥阴佗佗然……火形之人，比于上征，似于赤帝。其为人赤色，广朋，锐面小头，好肩背髀腹，小手足，行安地，疾心，行摇，肩背肉满，有气轻财，少信，多虑、见事明，好颜，急心，不寿暴死。能春夏不能秋冬，秋冬感而病生，手少阴核核然……土形之人，比于上宫，似于上古黄帝。其为人黄色，圆面，大头，美肩背，大腹，美股胫，小手足，多肉，上下相称，行安地，举足浮，安心、好利人、不喜权势，善附他人也。能秋冬不能春夏，春夏感而病生，足太阴敦敦然……金形之人，比于上商，似于白帝。其为人方面，白色，小头，小肩背，小腹，小手足，如骨发踵外，骨轻，身清廉，急心，静悍，善为吏。能秋冬不能春夏，春夏感而病生，手太阴敦敦然……水形之人，比于上羽，似于黑帝，其为人黑色，面不平，大头，廉颐，小肩，大腹，动手足发行摇身，下尻长，背延延然，不敬畏，善欺绐人，戮死。能秋冬不能春夏，春夏感而病生，足少阴汗汗然。"（《灵枢·阴阳二十五人》）对于不同体态、不同面容易感疾病的关系，从现代医学来讲，都与遗传因素有关。在2003年完成人类基因组全部测序任务。遗传图谱、物理图谱、转录图谱、序列图谱等四个图谱被誉为人类分子水平上的解剖图，也有人称为"生命元素周期表"，它能彻底解决人类进化与生老病死之迷，使现代医学科学相关产业产生质的飞跃。但在它完成人类基因组的DNA全部测序后，绝大部分是不知道任何信息功能的序列，数目达10万之巨，尚需长期进行基因鉴定和功能分析，进行功能基因组学的研究。人类个体的形态功能、生理心理及对疾病的易感性的不同，与各组基因的不同密切相关。子女的外貌特征之所以与父母相似，父母疾病之所以遗传给后代，都与基因相关。中医理论通过体质与基因的相关研究会有突破的机遇，从而产生质的飞跃。中医的体质学说从宏观方面对极其复杂的基因、蛋白质之间以及其他层次之间的关系具有指导和借鉴的意义。后现代主义与中医有共同之处，它主张人与自然相互依存，崇尚与现代的标准化相对的非标准化，主张整体认识高于纯理性认识，它否定和模糊"现代"的标准和边界，使科学从现代严肃的标准化中软化下来，从二元对立向一元回归。它可能使科学和艺术交融得更为密切而不是强化二者的对立。但它是以把握了微观结构与各层次的普遍联系为前提，又不排斥西医操作过程的规范化和客观化。

中医的"证"与体质密切相关，各种证型的不同与体质的不同在很大程度上有相关的一致性。中医学认为，相对稳定的体质决定了对某种疾病的易感性的发展趋势以及发病后的证的特点。人的体质是在遗传因素的基础上再加后天因素影响下形成的，具有相对稳定的一面，而"证"是在相对稳定的体质上形成的，各种"证"无不打上体质的烙印，无不受体质的影响。体质是个体的生理特性，是个体脏腑气血功能的综合体现，也是中医整体观念的部分反映。中医讲究形神合一，形与体质形态有关，神与生理心理状态有关，亦与现代的心身医学相似。体质与气质也有关，中医的核心是辨证论治，而证又以体质为核心。所以，有人主张"辨质论治"，故证的研究也可能在体质研究中有所突破。西医从古希腊起就有气质与体质的差异问题。就现代来说西方也很注意个体的心理特征研究。所以不论中医和西医都认为疾病的易感性与体质有关。因此，体质研究不仅是研究某些遗传疾病的突破口，也是中西医结合的一个很好契合点。现代人类基因的研究，实质上也是人类体质与疾病的微观研究。中医的体质研究是一种宏观的研究，在宏观观察的前提下再作现代基因的微观观察，这对中医现代化也是一个很好的途径。

第五节　略论《伤寒论》六经理论的形成过程

在广阔无垠的中医星空，张仲景是一颗巨星。他所著的《伤寒论》，对后世医家发生了很大影响。关于伤寒六经理论的形成，历代医家认识不一。本文欲从《周易》六位、六爻与《内经》的六经至《伤寒论》的六经，从它们的亲缘关系方面作一分析，对今后认识与发展仲景学说，可能有所裨益。

一、《周易》六位与《内经》《伤寒论》的六经关系

张仲景所处的时代，正值东汉末年。著名历史学家杨伯峻教授说，汉朝人解释《周易》，离不开"象"和"数"。"象"，又可称"像"，是"卦象"和"物象"的统称，其中的卦象，包括卦位。在《伤寒论》的六经辨证理论中，就可以窥见六位对六经的影响。《内经》中关于六经传变的规律与《周易》的六位概念亦有密切的关系。如《内经·热论》曰：一日

太阳，二日阳明，三日少阳，四日太阴，五日少阴，六日厥阴。张氏受这一思想的影响，发现人体阳气与寒邪作斗争的演变过程中，疾病的传变亦基本符合这一客观规律。但《内经》的六经与《伤寒论》的六经，追本溯源，又都是建立在《周易》六位的基础上的。所不同的是，《内经》仅取了六位的一般转变规律，而《伤寒论》既取了六位的转化原则，又取了六爻转化发展的灵活性。《周易·说卦传》曰："兼三才而两之，故《易》六画而成卦。分阴分阳，迭用柔刚，故《易》六位而成章。"《周易》称天地人为三才，每才称之为一道，每道又各分一阴一阳。初位代表地之阳，二位代表地之阴；三位代表人之阳，四位代表人之阴；五位代表天之阳，上位代表天之阴，两两相对，构成了"道"的对立统一规律。"迭用柔刚"意指六爻的具体事物在六个位上的发展变化。所以六位与六爻不同。前者是基本稳定的，反映了"道"的客观规律，后者则是多变的，它反映了"道"的偶然性与复杂性。《伤寒论》六经辨证将病证的发展变化分了六个阶段，它体现了《周易》六位的基本性质，而三阴三阳则体现了六爻的多变与复杂性。所以六经传变并不是都循着六个层次顺序进行，有的可传，有的则不传，有的循经传，有的还可越经传等等。所以说，张仲景发展了《内经》的热病学说。

二、《周易》六爻与《内经》《伤寒论》的六经的关系

《内经》认为，冬至——阳生，夏至——阴生，"少"与"太"表示阴阳消长的"始"与"极"。少阳为一至二月，阳

明为三至四月，太阳为五至六月，少阴为七至八月，厥阴为九至十月，太阴为十一至十二月。这里的三阴三阳与一年十二个月的相配与《周易》六爻与十二个月的相配基本一致。可见以十二个月的阴阳转化为媒介，《内经》将《周易》六爻六位的阴阳变更规律移植过来。这样，三阴三阳与六位六爻就发生了内在联系。高亨说，《文言》似将一年十二个月分配于六爻，每爻占两月。初九当约周历的正月、二月，夏历的十一月、十二月，此时龙潜于水中不动，象征着阳气潜藏；九二，当约周历的三月、四月，夏历的正月、二月，此时草木始生，龙出现在田野，表示阳气渐长；九三，当约周历的五月、六月，夏历的三月、四月，此时阳气增长；九四，当约周历的七月、八月，夏历的五月、六月，此时阳气极盛；九五，当约周历的九月、十月，夏历的七月、八月，此时阳气达到了顶点；上九，当约周历的十一月、十二月，夏历的九月、十月，阳气的转向衰微，阳已到了穷极之地，将要向阴的方向转化。张仲景在这一思想的影响下，认识到事物的发展规律是由小到大，由弱到强，而且发展到一定程度就会向相反的方向转化。因而他也意识到人体正气与邪气的搏斗，正气亦必然要经历由生到长，由长到强，由强到盛，由盛到极盛，然后开始转向衰退。但他不是机械地用这个公式，他从大量的前人对伤寒病作斗争的临床实践中，总结三阳证与三阴证的演变过程是遵循这六位的六个阶段，但又不完全符合这六位的演变过程，而是阳气由增长、鼎盛、递减到微衰、极衰、康复。这样更符合一年四季寒暑往来的自然规律。亦体现了天人相应的思想，总的框架是春生夏长秋收冬藏，人亦应之。人体阳气与寒邪斗争的基本变化就是如此。所以《伤寒论》第八条说："太阳病，头疼至七日以上自愈者，以行其经尽故也。"这里说明，太阳病至七日，为太阳一经已行尽之期，度过了六个阶段，阳气渐而恢复病则自愈。

在三阴三阳中，太阳与太阴相对，阳明与厥阴相对，少阳与少阴相对。三阴三阳分别来源于《周易》的乾卦与坤卦。乾为三个阳男，坤为三个阴女，乾为天、为父，坤为地、为母。由天地阴阳二气的交合，便产生了万物。易学家大多认为，《周易》所言的"四象"就是四时，即春夏秋冬。少阳象征春，老阳象征夏，少阴象征秋，老阴象征冬。《内经》将乾卦的三个阳爻与坤卦的三个阴爻与四象的少阳、老阳、少阴、老阴相参合，便形成了太阳、阳明，少阳、太阴、厥阴、少阴六经。张仲景在《伤寒论》中将它作为伤寒病证的六个纲领，是深受此影响的结果。四时的变化，主要是寒热的变化。而寒热的转化又是伤寒病证复杂多变的基础。所以，《伤寒论》的六经是以四时十二个月的寒热转化为背景建构起来的。因而寒与热，阴与阳，亦就成了伤寒病证的总纲。

（原载《临床医药》1993年第2期）

第六节　中医肺肾功能与金水相生的现代医学基础新探

现代医学尝试着对祖国医学中的肺肾功能及其相互关系——金水相生作了论述。认为中医肺脏功能相似于上皮组织的功能，肾脏功能相似于腺上皮构成的内外分泌腺分泌的液体及其内含的各种激素与酶类等活性物质的功能。并以此观点对《内经》"肺生皮毛，皮毛生肾"的说法作了解释。对金水相生的机理从中西医两方面作了较深入的阐述。

一、金水相生的西医现代解释

清末名医唐容川所著的《血证论·脏腑病机论》中说："肾为水，肺为天，金水相生，天水循环，肾为生水之源，肺即为制气之主也。"金水相生的观点不仅丰富了中医五行学说的内容，而且在临床实践中亦有一定的指导意义。它反映了肺与肾的内在联系。虽然中西医理论体系不同，脏器之概念不能对号入座，但从功能与现象比较，中医肺与西医的肺都有呼吸的作用。中医认为，肾是先天之本。从这里可以看出，肾与遗传有一定的关系，而遗传就要涉及到男女性腺的作用。近年来，不少学者研究已初步表明，中医肾的实质主要为"下丘脑——垂体——肾上腺皮质和性腺系统功能，并包括部分神经系统、甲状腺、泌尿生殖系统及造血、免疫功能。"

现代药理学研究表明，肾上腺皮质激素与性腺激素都是甾体激素。国内报道这类激素与肺的生理功能有一定联系。这给中医理论中的"金生水"提供了部分新证据。Hartiala等研究提示，从动物模型肺脏中可以提取睾酮，其后Milewich等人发现，人肺组织中含有一些参与雄激素代谢的酶类，故可以认为人的肺脏可能是促进血液中类固醇前激素代谢的重要器官。Milewich等表明，肺动脉和肺静脉的内皮细胞可将脱氢异雄甾酮、雄甾烯二酮合成为具有明显生化活性的类固醇激素，提示人肺是这些激素代谢的重要部位。《素问·上古天真论》曰："肾者主水，受五脏六腑之精而藏之。"但五脏六腑之精是怎样生成的呢？《素问·经脉别论》又曰："肺朝百脉，输精于皮毛。毛脉合精……"，所以说肾藏的精，亦是通过肺与皮毛才能形成。因而《素问·阴阳应象大论》曰："……肺生皮毛，皮毛生肾……"。肺、皮肤与肾都有排泄废物与水液的功能，只是程度不同而已。西医认为肾是泌尿器官，其功能是排泄体内的代谢产物，皮肤汗腺可分泌汗液，其成分与尿液接近。肾上腺分泌的肾上腺皮质激素中的盐皮质激素又可调节水、盐的代谢。

二、中医肺脏功能相似于上皮组织的功能

从组织学角度看，上皮组织的功能与中医肺脏的功能十分相似。它可分为被覆上皮与腺上皮，前者被覆在人体表面及体内管道、腔和某些内脏面向体腔的部分，它具有保护屏障作用。这不与中医的肺与皮毛有抵御外邪的肺卫学说有一定关系吗？腺上皮亦有直接抵御外邪的作用。如汗液、泪水、鼻涕、唾液、胃液等都是腺上皮分泌的，它们都有杀菌作用。气管支气管内面的假复层柱状纤毛上皮，还可靠纤毛的摆动来排除尘埃等异物。此外，腺上皮还有间接的而且是更为重要的防御外邪的功能。如肝脏是消化腺之一，是体内最大的解毒器官，是一道最大的内部防卫屏障。我们每天吃进去的食物中，有毒物质都要经它解毒，体内产生的对机体有害的代谢产物，也要经它处理后排出体外。如尿素就是在肝脏生成的，而由泌尿器官

排出体外。另外，某些腺上皮在人体应激状态时则表现为整体的防卫功能。当机体遇到较强的刺激时，如惊吓、创伤等情况下，肾上腺髓质通过细胞分泌作用使儿茶酚胺分泌增多，同时消化腺的分泌受到抑制。儿茶酚胺可使支气管扩张，呼吸加快，以增强"水生金"的功能，此时皮肤的竖毛肌收缩，使毛发直立，血压升高，表现出积极的防卫状态。腺上皮分泌的液体如果减少，就会表现出阴液不足的症状。如：眼干涩、鼻干燥、口渴、大便燥结等，由于肾为水脏，临床上往往责之于肾，称之为肾阴不足，水亏火升。当胃肠道分泌消化酶或吸收功能障碍时，会出现泄泻、腹胀等症状，此时就又会联系到命门火衰，火不生土。肺泡内表面有一层肺泡上皮，肺的气体交换就是通过肺泡壁上的上皮与毛细血管的内皮进行的。因此，中西医所指的肺主呼吸，关键亦在于此。中医认为肺主一身之气，意即体外之气必须由肺吸入，体内谷化之气必须通过肺的作用。吸入清气与谷化之气生成宗气，是一身之气的根本。从上述的上皮组织的功能来看，如果把被覆上皮与腺上皮的防卫功能看作是中医肺脏的部分功能，那么腺上皮中的内分泌腺分泌的各种激素、外分泌腺分泌的各种液体及其中的各种酶类、胃肠道上皮的吸收作用及肝脏在物质代谢生物转化等方面的作用，则是中医肾的部分功能表现。从生物进化史来看，肺与皮毛确有一定的关系。原生动物到线形动物的身体结构简单，由身体表面的细胞直接与体外环境进行气体交换，没有专门的呼吸器官。两栖动物的肺组织结构比较简单，呼吸还得以皮肤辅助。较高等的无脊椎动物呼吸器官是由表皮的一部分转化形成的，肺等于扩大了的体表面积，它向外突出成为水生种类的鳃，向内凹入则成为陆生生物的气管。气管与支气管的内表面是假复层柱状纤毛上皮。《素问·阴阳应象大论》曰："……在体为皮毛，在脏为肺……"，这种说法与上述的观点如此吻合，说明祖国医学在二千多年前，就有了有关肺与皮毛进化思想的萌芽。脊椎动物的呼吸器官是由消化管前部分化出来的。由于生活方式的不同，形成了水生动物的鳃和陆生动物的肺。中医所谓的肺与大肠相表里，与此进化过程十分相关。消化管道内面盖满了黏膜上皮细胞，所以肺外主皮毛，内和大肠，其理一也。

三、中医肾脏功能相似于某些激素与免疫活性物质的功能

《灵枢·营卫生会》云："卫出于下焦"，就脏器而言，主要指肾。唐容川在《血证论》中也说："肾者水脏，水中含阳，化生元气，根结丹田，内主呼吸，达于膀胱，营运于外则为卫气。此气乃水中之阳，别名之曰命火。"在这里所指的"营运于外侧为卫气，"实质上就是肺肾功能的转化过程，亦即"水可以生金"的观点。近代有的学者研究表明，"雌激素和孕酮，可以提高机体的细胞免疫和体液免疫的能力，具有抗炎作用，可以促进上皮细胞增生，加强抗生素的作用，抵抗肺部感染。"有的资料证明，"机体免疫活性细胞的来源，中医认为与肾的关系最为密切，肾与免疫活性细胞的来源直接相关。"这些现象提示，肾又加强了肺的防卫作用，给水可以生金的观点提供了依据。还有的资料指出，"孕酮可以增加支气管树的直径，是呼吸器官的兴奋剂。"这一结果亦给肾可以

"内主呼吸"与"水生金"的观点添加了又一佐证。

第七节　略论祖国医学对性别原理的探索

对于性别原理的探索，我国古代早已有之。《素问·阴阳应象大论》曰："阴阳者，天地之道也。万物之纲纪，变化之父母，生杀之本始，神明之府也"。祖国医学认为，男为阳，女为阴，因而人类性别之谜，离不开阴阳规律的支配。但由于历史条件的限制，观察的方法不同，不可能从微观的角度精确地予以证明，只能从宏观的方面进行阐述。虽然所得的结果比较模糊，但它包含了某些现代科学的胚胎与萌芽。它比现代科学的某些发现，要早二千多年。中医认为影响性别的因素，主要有以下几方面。

一、时间与方位

男女性别与时间的关系，在中医文献中论述颇多。主要与年节律有关。中医认为，正月建寅，为寅月；七月建申，为申月。《说文解字》曰："寅，髌也。正月阳气动……申，神也。七月阴气成体"。《灵枢·阴阳系日月》曰："寅者，正月之生阳也，主左足之少阳……申者，七月之生阴也，主右足之少阴"。正月应地天泰卦，三阳由下而生，七月应天地否卦，三阴由下而起，故云正月三阳生，七月三阴生。从《灵枢·九宫八风》图中节气与卦象来看，由立冬到春分，正值秋分之后，阴气鼎盛时期，亦即乾、坎、艮、震四卦所在之宫。由立夏到秋分，正值春分之后，阳气鼎盛时期，亦即巽、离、坤、兑四卦所在之宫。乾坤为父母，震、艮、坎、巽、兑、离为六子，又按以少统多的原则，震、坎、艮均一刚二柔为阳卦，是三男，谓之乾道成男；离、巽、兑均一柔二刚为阴卦，是三女，故谓之坤道成女。但在这里，"乾道成男，坤道成女"与节气联系起来，就和时间发生了关系。《灵枢·阴阳系日月》曰："正月、二月、三月，人气在左……四月、五月、六月，人气在右……七月、八月、九月，人气在右……十月、十一月、十二月，人气在左"。由此可以看出，正月、二月、三月与十月、十一月、十二月，人气在左；四月、五月、六月与七月、八月、九月人气在右。中医认为左为阳，为男；右为阴，为女。立冬至春分这一段时期，人气在左，故受孕多成男；立夏至秋分这一段时期，人气在右，故受孕多成女。从阴阳二气的消长规律来看，春分和秋分，阴阳平衡，但又是阴阳二气分离之时。春分后的白昼渐长夜渐短，阴气渐退，阳气渐进；秋分后的白昼渐短夜渐长，阴气渐进阳气渐退。立冬至春分，阴气盛，为冷季；立夏至秋分，阳气盛，为热季。男为阳，女为阴，根据阳生于阴、阴生于阳的转化规律可以推知，立冬至春分受孕后则应男性较多，立夏至秋分受孕后则应女性较多，因而提示，男女性别的差异与受孕时气温的寒热有关。

关于方位与性别的关系，在中医古籍中亦有较多的论述。《素问·阴阳应象大论》曰："阴阳者，血气之男女也；左右者，阴阳之道路也"。古人仰观天象，看到太阳与月亮总是从东方升起而西方落下，所以认为天道左旋，以逆时针方向旋转。明代张景岳在解释"乾道成男坤道成女"时，也运用了"左右"这两个方位。他说："盖乾坤之用，用在坎离，坎离之用，阴阳而已……夫离本居阳，何以为女？以阳之中而阴之初也；坎本居阴，何以为男？以阴之中而阳之初也。盖中者盛于上，盛者必渐消，初者生于下，生者必渐长。故阳生于坎，从左而渐升，升则为阳而就明；阴生于离，从右而渐降，降则为阴而就晦。"(《妇人规》)张仲景在这里指出了坎离卦方位、阴阳、升降、左右与男女之关系。清代唐宗海亦认为，阴阳即是水火，水火即是气血。水即化气，火即化血。他用易之坎卦表明，一阳生于水中，所以水为生气之根。同理，离卦表明，一阴生于火中，故火为生血之本。"河图"指出，一六为水为北方，为冬日；二七为火为南方，为夏日。文王后天八卦定为坎为北方离为南方。《素问·阴阳应象大论》云：南方生热，热生火；北方生寒、寒生水。由上可以看出，方位与性别的关系主要是与水火有关，而水火亦即寒热，所以时间、方位和性别的内在联系都与寒热有关。

关于气温、寒热与性别的关系，国外学者进行了研究。Petersen认为冷季受孕男孩多，暖季受孕女孩多。他解释为由于寒冷时基础代谢率增加，在理化性质上促使生成男性受精卵的倾向亦增加。有的学者指出：动物实验证明寒冷时促甲状腺素分泌增多，子代中雄性亦增多。Riddle观察鸽子，在早春促甲状腺激素分泌增多，受精后雄性多，夏季促甲状腺激素分泌减少，甲状腺素也相对减少，子代中则雌性增多。Adler观察青蛙也有类似情况。Schilling等研究，认为不同类型的精子是决定子代性别的原因，外环境因素可影响这二类精子，从而影响出生性别。左右方位与性别的关系，中医古籍中还有不少记载。《圣济经》记有"左动成男，右动成女"之说。认为"因气而左动则属阳，阳资之则成男，因气而右动则属阴，阴资之则成女"。古代有的医家认为："元气孕毓，皆始于子。自子推之，男左旋，积岁三十而至巳。女右旋，积岁二十而至巳。巳为正阳，阴实从之，自巳怀壬。男左旋，十月而生于寅，女右旋，十月而生于申。申为三阴，寅为三阳，而生育之时著矣"。由此看出，"三阳所会则生男，三阴所会则生女"亦与左右方位有关。男左女右这一思想不仅在理论上有所阐述，在临床实践中亦有具体运用。如在脉象上则认为"左疾为男，右疾为女"。

二、男女气血的差异

祖国医学认为，男子以气为主，女子以血为本。而气聚则为精，常以精象征男性，以血象征女性。李东垣曰："经水断后一、二日，血海始净，精胜其血，感者成男，四、五日后，血脉已旺，精不胜血，感者成女"。《诸氏遗书》亦云："若阴血先至阳精后冲，血开裹精，精入为骨，而男形成矣；阳精先入，阴血后参，精开裹血，血入居本，而女形成矣"。这里提出了受孕时精血与性别的关系。这些看法虽然带有浓重的主观臆想，但古人考虑到胎儿的性别与男女气血的差异有关。葛洪在《肘后方》中亦说："男从父气，女从母气"。唐宗海认为，"男子以气为主，故血入丹田，亦从水化，而变为水，以其内为血所化，故非清水，而极浓极稠，是之谓肾精。女子之气，亦仍能复化为水，然女子以血为主，故其气在血室之内，皆从血化，而变为血，是谓之月信。"古人虽然不知月经与排卵的关系，更不知卵子与精子中还有染色体，但已朦胧地感觉到，男性胎儿与父方有关，女性胎儿与母方有关。而且这种观点的范围逐渐缩小到父方的精液与母方的月经。它距离现代遗传规律已不是太远了，而是逐步趋于接近。

三、奇偶数

《灵枢·根结》曰："阴道偶，阳道奇"，男为阳，女为阴，故古人常以奇偶数来判别性别。其理与《周易》的阳爻"一"与阴爻"一一"有关。"一"为一画，为奇数，为阳爻，"一一"为两画，为偶数，为阴爻。有人认为阳爻与阴爻分别代表男女的外生殖器。阴爻与阳爻是两个基本符号，它代表了阴阳两个方面，认为万物的生长变化就是阴阳相互作用的结果，所以《周易·系辞下传》曰："男女构精，万物化生"。由阴爻组成的坤卦"三三"是六画，为偶数，为地，为母；由阳爻组成的乾卦"三"是三画，为奇数，为天，为父。而由坤母演变而来的，巽、离、兑为三女；由乾父演变而来的坎、艮、震为三男。所以"乾道成男，坤道成女"就亦与奇偶数发生了联系。奇偶数亦与卦象、时间方位有了关联。在奇数为男、偶数为女这一思想指导下，历代医家在预测胎儿性别方面作了不少探索与推演。如《道藏经》曰："妇人月信止后，一日、三日、五日合者，干道成男；二日、四日、六日合者，坤道成女"。很显然，这些推演不足为信。但古代认为奇数男、偶数女这一观点与现代遗传学中不同性染色体在受精组合时的单双数却不谋而合。遗传学认为，当父方含有Y染色体的精细胞与母方含有X染色体的卵细胞组合受精时，成胎为男性。这里的Y与X染色体都是单数，为奇数；当父方含有X染色体的精细胞与母方含有X染色体的卵细胞组合受精时，成胎为女性，这里的XX染色体则是双数，为偶数。"XY"型受精卵中XY各为一，是单数，为奇数。"XX"型受精卵中是两个X，是双数，为偶数。

祖国医学认为，形成男女性别差异的原因，主要与以上因素相关，这些探索虽然比较粗糙，但它在二千多年以前就已孕育了某些现代医学的胚胎。

（原载《临床医药》1994年第1.2期）

第八节　中药方剂极值原理初探

极值原理在中药处方中的运用具有重要意义。它不仅有助于临床医生去把握疾病的实质与提高诊断的准确率，而且节省药品，提高疗效。在方剂中体现极值原理须注意的几个方面：①辨证准确；②拟方求本；③选药要精；④配伍恰当；⑤剂量适中。

一、极值原理在中药方剂中的意义

在中医临床工作中，中药处方会经常运用极值原理。如何以最少的药味，最小的剂量，最短的疗程，就能获得最好的治疗效果，这正是利用极值原理所要探索的核心问题。医生在处方过程中，有的喜欢大处方，一张几十种药；有的剂量过大，一服一大包；有的疗程太长，甚至一方就得服几百剂。这里边，有的是病情需要，但更多的是脱离了极值原理的要求，开了一大堆可有可无甚至根本不必要或者反而有害的药物，有的是小剂量就可以奏效的但是用了大剂量。这样不仅起不到治疗作用，而且给病人增加经济负担，造成药物极大的浪费，甚则影响患者的健康。因此，很有必要提倡在开中药处方时考虑到极值原理的运用，使每一味药都能用得恰到好处，使每味药的剂量压缩到最佳疗效的最低量。这样不仅可以节省药品，而且还可以帮助医生去把握疾病的实质，从而促进临床诊断准确率的提高。

二、如何在方剂中体现极值原理

（一）准确辨证

祖国医学中的辨证论治，本身就是利用极值原理的一个典范。所谓"证"，它既反映了疾病产生的原因、病位，又反映了疾病的性质以及正邪的盛衰情况。"证"可以包括好多症状。所以一个证，就从不同的侧面反映了疾病的本质。临床上只要确立了证，治疗的方法亦就相应而生，所需哪些药物亦就随之而出了。因此，一个证包括了理、法、方、药四个内容。临床上只有辨证准确，用药才能有的放矢，才能把握住疾病的枢纽，用药才能精确。古代医家用药十分精确，这与重视辨证准确很有关系。方广在《丹溪心法·附言》里说，仲景用药一方不过三、五味，君臣佐使，主治引经和分量均有秩序，不像后世一方多至二、三十味。当然，李东垣用药比较多，但一方之内能相互联系，故多而不乱。目前有些开大方者，往往不注重辨证，抓不住核心，只好头疼医头、脚疼医脚，见头疼，加川芎；见咳嗽，加杏仁，如此随症状给药，虽然面面俱到，但药物间缺乏有机联系，用药不少，却疗效不高。其原由就是脱离了中医看病的特色——辨证施治，没有用中医理论去分析各个症状的内在联系，抓不住主要矛盾，形成了中药西用。中药脱离了中医理论的轨道，往往不能很好地发挥其极值效应。准确的辨证不仅可以避免有药无方的弊病，还可以避免有方无药的错误。有方无药亦是影响体现极值原理的一种因素。成方是前人遗留下来的证明有效的方子，但它是死的，相对固定的，而辨证是活的，它是随着变化了的个体而得出的客观状态。所以使用成方必须根据临床实际予以重新审核。要像张景岳那样，用六味地黄之意，而不用六味地黄之方。辨证准确了，才能恰当地运用"八法"。八法的运用是影响到能否体现极值原理的重要环节，必须掌握分寸，既不能太过，又不能不及。八法要做到汗而勿伤、下而勿损、温而勿燥、寒而勿凝、消而勿伐、补而勿滞、和而勿泛、吐而勿缓，只有这样严格要求，才能使用药精而准。

（二）拟方求本

辨证立法之后，拟方用药就是第二个关键。拟方必求于本。方剂中的君臣佐使是拟方用药的一个重要准则。君药是治疗主病或主证的要药，它解决证候中的主要矛盾，必须针对病因、病位、性质和正邪盛衰的情况而投之。君药是治本的药物，可以一味或几味，要选得恰如其分。臣药、佐药、使药的数量亦不能太多，否则轻重倒置、喧宾夺主。当代名医秦伯未主张处方用药应包括三个方面，公式为：（病因+病位）+症状。病因是致病的根源，病位是发病的所在，二者都是用药的主要目标，是本，症状是标。例如，患者恶寒、咽痒、咳嗽、痰多稀白，脉象浮滑，舌苔白腻。诊为风寒咳嗽，肺气宣化失职。处方用药就要针对疏散风寒、宣肺和化痰止咳。按上面的公式应是：（疏散风寒+宣肺）+化痰止咳。处方用药应参照这个原则。例如杏苏散就是这样组成的。紫苏、前胡辛散风寒，均走肺经，前胡兼能降气化痰，杏仁、桔梗、枳壳、甘草能宣肺而调中气，半夏、陈皮、茯苓有化痰顺气止咳作用。即：紫苏、前胡+杏仁、桔梗、枳壳、甘草+半夏、陈皮、茯苓。公式中的三个方面要相互呼应，不能分开来看。

（三）选药要精

古代医家历来注重用药的精确。如程钟龄在《医学心悟》中说："医家误、伐无过，药有专司切莫错。"在选用药物时，要特别注意同类药物的选择，一定要少而准。切忌在处方中将同类药物随便堆砌。同类药物有共性亦有个性，即同中有异。如同是活血化瘀药物，就有活血扶正、活血行瘀、活血行气、活血止血、活血清热、活血消癥等不同。在选用某药时一定要纵横联系，争取起到一箭多雕的作用。即选择在该病证中有多种功能的药。如患者既有中气下陷，又有外感风热，选用升麻、柴胡就比较适宜。

（四）配伍恰当

治疗如作战，用药如用兵。要使药物充分发挥作用，还必须注意配伍。《神农本草经》所谓的"七情"（相须、相使、相畏、相杀、相恶、相反、单行）除单行外，其余都是配伍药物时应遵循的原则。此外，有些医家很注意"药对"的作用，用某些性味相近或相反的药作为药对投于处方中，有时确可起到较好的效果。配伍时亦可结合一些现代医学知识。如动物实验证明，补中益气汤中的升麻和柴胡就有明显的协同作用，若去掉这两味药，肠蠕动就明显减弱。药物的配伍一定要少而精，切忌杂乱。过多的用药疗效不一定就很好，相反，可能还会有副作用。据报道，西药的药物不良反应发生率随服用药物的种数增加而增加，同时接受5种以下药物，不良反应发生率为18.6%，而同时接受6种以上药物，不良反应发生率可上升至81.4%。西药如此，中药是否亦有类似情况，值得进一步研究。有时用药无效或病情加重，也应从配伍方面追溯一下原因。所以，能用一味药就可治好，决不要用两味药。

（五）剂量适中

药物的剂量与疗效关系很大。而且药物之间剂量的比值不同，作用亦异。例如，桂枝汤中桂枝与白芍的用量相等，就有和营卫解肌的作用。桂枝加芍药汤中，白芍的用量比桂枝多一倍，就成了治太阳误下，转属太阴腹满腹痛的方子。处方中的剂量，应根据患者的病情、年龄、体重、气候、药物配伍的关系等特点，适当运用，不可千篇一律。不能认为药味多，剂量大，花钱多，疗效就一定很好。叶天士用药就很轻。当代名医蒲辅周、钱伯煊等的用量也很轻。蒲老认为，人病了，胃气本来就差，药多了反而加重其负担，影响吸收，这有一定道理。要避免杯水车薪，不能药过病所。当然亦不能投之不足，耽误病情。

此外，还有个疗程问题。即使处方中开的药味少，剂量小，但若疗程长，吃的剂数多，用药亦会增多。一次的剂量与服药的次数有一定的相关关系，但不一定剂量大就可以减少服药次数而收效。这里有一个用药的最佳节律问题。此外，据时间生物学理论，药物疗效与服药的时间亦有关。

中医诊断疾病是定性诊断，而治疗则是定量用药。这个量是在长期的实践中摸索出来的，缺乏精确性，如果能使诊断亦定量化，而且定量诊断又与定量用药有相关的一致性，那么方剂中的用药量就会达到理想的极值要求。这是我们今后值得深入探讨的课题之一。

（原载《四川中医》1991年第9期）

第九节　中医误诊误治的理论分析与对策

随着现代医学的发展与中医现代化的研究，对中医药的认识越来越细，已深入到细胞与分子水平，并从多层次、多方位认识中医，这对中医的发展是有一定好处的。但是，在临床辨证论治过程中，如果不能将现代科研成果和中医理论很好地融合，甚至对立起来，忽略了中医的特色与优势，就容易造成误诊误治。从思维方式与方法论角度结合中医的特点分析，临床上造成误诊误治的原因通常有以下几个。

一、注重微观局部，忽略宏观整体

中医的理论核心是阴阳五行与脏腑经络的关系。也就是人与大自然的相互关系。它把人体比作一个小宇宙，正如《灵枢·岁露论》所云："人与天地相参也，与日月相应也"。这种"天人相应"的思想，不论在理论上还是临床实践中都应当体现出来。人体和大宇宙比起来，就是局部和微观的了。随着现代医学的发展与中医现代化和中西医结合的研究，不少学者为了探讨中医的本质，用微观的一些理化指标去对应与解释中医某些证与脏腑经络的本质，找所谓的金指标。例如认为血液高黏度就是血瘀证的本质，将血瘀证与高黏度相提并论。但事实是有高黏状态的疾病并非都是中医的血瘀证，中医的血瘀证并非都是高黏状态。在临床辨证论治时，不应片面地以某一微观理化指标去确定某一个证，如此就容易造成误诊误治。有文献指出："思维片面"是误诊的原因之一。因为中医"证"的概念，并非西医的某一局部的解剖定位或某一理化指标，它是一个综合性的独立整体，是与大自然的阴阳五行融为一体的人体功能状态。在辨证论治时不能将它们分割开来，但怎样才能做到天人相应呢？

中医讲究"同气相求"，王冰在解释《内经》反佐药时说：声不同不相应，气不同不相合，正是这个道理。而同气相求与事物的相似性是有内在联系的，事物的相似性又是形象类化概念的基础。类化又是类比推理的基础，先类化再类比是我国古代思维的一个特色。康德曾说，当理智不能帮助我们论证时，类比这个方法往往能指引我们前进。中医的证，也是类化类比的结果，它是宏观的、整体的，如果只从微观的角度去分析它、把握它，就会只见树木不见森林，辨证就会错误，论治也随之偏离，治疗也就无效了。中医辨证运用取象比类，就是天人相应的具体方法。《周易》讲究"立象尽意"，象为什么能尽意呢？因为事物在我们头脑中反映出来的某些意念，用语言文字不能完全反映出来，只能在我们的头脑中自我理解。病人也经常有用语言文字表达不出来的痛苦，这种现象在心理学上叫"内觉"，内觉还没有达到言语水平，内觉不能与别人分享。但是通过形象的比喻，就可以把这种感觉表达出来。所以在临床实践中，要进行宏观的形象思维，不能单纯地依靠微观的理化指标去指导用药，而应将这些微观的理化指标按照中医理论通过取象比类进行归类。中医的"类"亦就是八纲辨证与脏腑辨证及五行归类等等。但最后必须归纳到阴阳属性。明代医家张景岳曾说："医道虽繁，而可以一言以蔽之，曰阴阳而已。"因为天为阳，地为阴，所以天地定位也就是先定阴阳。易曰："天地设位，而易行乎其中矣……引而伸之，触类而长之，天下之能事毕矣。"所以现代科学研究的一切成果，都可以用阴阳的观点去归类、去分析、去融合，所以必须明确阴阳定位，才能宏观地把握疾病的性质，才能准确地辨证论治。中医也讲微观，但这种微观是宏观化了的微观，微观中有宏观，宏观中又有微观，正如天地阴阳与人体脏腑的阴阳关系，它们虽然距之遥远，然而属性是相同的。

二、注重客观实验，忽略主观体验

由于受现代医学的影响，中医在辨证论治过程中往往注重了动物实验得出的某些指标，而丢掉了中医的观察与体验的特点。中西医的区别，其本质就在于思维方式与研究方法的不同。中医的研究方法在于原始思维的"观察与体验"，而西医用的是逻辑思维的"观察与实验"的方法。在临床辨证论治中不能把两种方法对立起来，不能非此即彼，应当亦此亦彼，既要参照现代医学的研究成果，也要结合中医理论特点，从中医的角度去体验其属性。所谓体验，就是通过意象思维，充分在意象类化的基础上想象与推演。《周易》与《内经》都强调"神"的作用，而神则是意象思维的结果。清代名医叶天士在其医案中有一句话很值得一读："形盛脉微，阴浊内盛，阳困不宣之象。食下胀，中脘时作胀痛，阳以通为运，阳气流行，阴浊不得上干矣，所谓离照当空，阴霾消散是也。"叶天士通过意象思维主观体验和"神"的作用，把"中阳失宣"的病机类推了出来。古人所谓的"医者，意也"其意亦即在此。清代医家薛雪在与好友袁枚谈话时曾说："我之医，即君之诗，纯以神行，所谓'人居屋中，我来天外'是也。"虽然随着中医的实验研究，中药发现了不少有效成分及化学物质，这无疑对临床治疗有极大的好处，但在开方用药时，若单纯以中药的有效成分去下药，不进行辨证论治，其疗效就会受到影响。因为你用的中药已脱离了中医理论，中药若脱离了中医理论，它就不成为中药了。例如临床上有一例肾炎水肿病人，用中药的现代研究有利尿作用的泽泻、车前子、猪苓、茯苓等均水肿不退，后根据病人面色白、怕冷、脉沉迟等阳虚病象，用温补肾阳的附子后，尿量增多，水肿很快消退。每味中药本身也是一个整体，相对来说亦是宏观的。中药的性味、归经等，是每一单味中药的整体功能，若从中提取出单体或化学成分等微观物质，就破坏了单味中药的整体效应，也就脱离了中医理论。所以在临床用药时，不能只考虑中药某一化学成分的作用，也要从整体的宏观作用出发，才能避免误治。

不论《周易》还是《内经》，其理论的核心是将在同一个面上的万事万物进行横向归类与整合，其因果关系是横向事物在同一面上的宏观的外部联系。如《内经》曰：东方生风，风生木，木生酸……，而西医受西方文化的影响，注重的是纵向事物的内在联系，所以现代医学注重的是事物的微观物质，深入到细胞分子与基因水平。如此看来，中西医结合的方法是一个较好的方法，中医好比横坐标，西医好比纵坐标，而且这两个坐标都是立体的、空间性的，这两个坐标的交叉与融合，才会避免中医的误诊误治。而在这个交叉点上再深入进行现代科学研究，再提升到一个新的层面，才能开拓中医理论研究的新领域。

三、注重逻辑思维，忽略形象思维

中医在临床治疗中，有一个明显误区，就是以现代逻辑思维代替了中医的形象思维。在临床工作中，医生如对病人的临床表现不以中医理论去审核，而是仅从西医的角度逻辑推理，然后中药西用。如五行相克中的肝木克脾土，实际上这是一种古代的形象思维，它形象地反映了精神因素对胃肠功能的影响。若用现代逻辑思维去审视，木克土就无法理解，就会失去辨证论治。有的甚至仅靠客观的仪器检查结果去下诊断，对病人的临床病象不在自己的头脑中作综合分析与判断，让仪器代替了大脑的主观思维，往往容易造成误诊误治。中医辨证论治亦是在类概念的基础上进行的，如果用现代逻辑思维的方法去对待它，就会造成中医的误诊误治。

不论《易经》的"立象尽意"还是《内经》的"取象比类"，都用的是直觉感受与形象思维，使中医理论具有了一定的模糊性、宏观性。然而，这种模糊与宏观使中医在辨证论治时更能表现出精确性，更能反映出疾病的本质。如果用精确的理化指标去找证的实质，反而辨证不准。正如法国物理学家杜恩说："同一般常识的模糊陈述相比，理论物理学上的陈述正因为其比较精确，反而比较不确定（模糊）。"因为模糊观念在空间结构上是"许多规定的综合，因而是多样性的统一。"在时间序列方面是"人们对事物发展过程中不同阶段、不同程度上的近似值的认识。"中医的这种传统思维方式对避免误诊误治十分重要，正如有的学者指出："临床医生的思维方式和思维水平直接影响对疾病的诊治。"

四、注重静态观察，忽略动态观察

中医讲究恒动观，认为世界万事万物都处在不断地运动之中，大宇宙与人体小宇宙都是在发展变化的，而且大小宇宙结合以后也要产生新的"质"，这个"质"也在变化。病人的病情也是在不断地变化之中。但在临床实践中，医生往往容易只从静态的方面考虑而忽略了动态的观察。临床医生只注重病人当时的病情，而不对病情的演变过程做全面的动态分析，就容易造成误诊误治。中医的"证"亦是随着病机的演变在转化，不是固定不变的，阴阳表里、虚实寒热，在一定条件下都可以相互转化，治疗时就必须随证用药。人体是一个复杂的有机整体，生命过程中的每分每秒都在发生变化，正如恩格斯所说："生命是蛋白体的存在方式，这种存在方式本质上就在于这些蛋白体化学组成部分的不断自我更新"。他又说："生命，蛋白体的存在方式，首先就在于：蛋白体在每一瞬间既是它自身，同时又是别的东西。"实验室的化学结果都是人体在某一瞬间的静态值。现代医疗器械做出的检查，是局部的病位或离体标本，都是人体在某一瞬间的状态，它脱离了人体生命的动态过程，是相对静止的。在临床诊疗中，必须注意到病机的转化与演变，必须随证加减、随证变更。因为疾病在发展与演变中，证亦在随着病程的进展而转变，这些都是中医的普通道理，但在临床上往往容易被忽略，造成误诊误治。

第十节 《伤寒论》《金匮要略》方药群体计数分析

张仲景所著的《伤寒论》、《金匮要略》对后世发生了很大影响，用群体计数的方法对这两本书中的方药进行分析，以便从方药的特色中探究其学术观点。

一、资料与方法

本文以上海科学技术出版社1981年出版的《伤寒论释义》（成都中医学院主编）与上海人民出版社1973年出版的《金匮要略释义》（湖北中医学院主编）为依据，将书中每味药物出现次数的多少进行排队。两书均取出现频数最多的前20味进行列表比较、归纳分析。前20味药中，分别将出现频数最多的前5味药称为"首用药物"，后15味药称作"次用药物"，出现频数在21名次乃至仅出现过1次的药物称作"一般用药"。

二、结果与分析

（一）《伤寒论》（以下简称《伤寒》）

1.一般情况：《伤寒》中所用方剂112首，共出现方剂次数233次。全书用药共86味，用药总频数1074次。六经用药味数比较（表2-1-10-1），六经用药频数比较（表2-1-10-2）。为了数据完整，将霍乱、阴阳易差后劳复亦列入表内，但不作比较内容。

从表中可以看出，太阳经的用药味数与用药出现的频数都远高于其他各经，而少阳、太阴经则远低于其他各经。

表2-1-10-1　六经用药味数比较

	太阳	阳明	少阳	太阴	少阴	厥阴	霍乱	阴阳易差后劳复
药味数	59	40	7	6	35	38	13	24
百分率（%）	68.60	46.51	8.14	6.97	40.69	44.18	15.12	27.91

表2-1-10-2　六经用药频数比较

	太阳	阳明	少阳	太阴	少阴	厥阴	霍乱	阴阳易差后劳复	合计
用药频数	626	190	7	11	87	98	27	28	1074
构成比（%）	58.28	17.69	0.65	1.02	8.10	9.12	2.51	2.61	100

2．"首用药物"频数比较（表2-1-10-3）：出现频数最多的是甘草为142次。5味首用药物正好构成"桂枝汤"。此桂枝汤各味药物的频数总和为435次，占总频数1074的40.50%。而太阳经的桂枝汤各药频数总和为316次，占太阳经总频数626次的50.48%，显著高于其余5经桂枝汤频数的总和与其余5经用药总频数之比25.44%（X^2=62.62，P<0.001），说明桂枝汤中的药物除在《伤寒》群体用药中领先外，又在太阳经遥遥领先。

表2-1-10-3　首用药物频数比较

	太阳	阳明	少阳	太阴	少阴	厥阴	霍乱	阴阳易差后劳复	合计
甘草	95	15	1	2	8	12	6	3	142
生姜	60	7	1	2	2	5	5	1	83
大枣	60	7	1	2	2	5	1	1	79
桂技	61	5	—	2	1	6	1	—	76
芍药	40	3	—	2	5	4	1	—	55
合计	316	37	3	10	18	32	14	5	435

3．次用药物频数比较（表2-1-10-4）：次用药物频数总和

为447次，占总频数1074次的41.62%。首用药物与次用药物频数总和占总频数1074的82.12%，而占总药味数的23.25%。

次用药物中，领先药物是大黄，而又以阳明经的频数最多。大黄、枳实、厚朴与芒硝组成"大承气汤"在阳明经遥遥领先，其数之和占阳明经总频数的48.95%，极显著地高于其余5经的大承气汤频数总和与其余5经总频数之比6.99%（$X^2=215.63$，$P<0.001$）。除大承气汤外，其余11种药，太阳经的频数远高于其他各经。

表2-1-10-4　次用药物频数比较

	大黄	人参	干姜	附子	枳实	黄芩	厚朴	芒硝	半夏	麻黄	柴胡	茯苓	白术	杏仁	石膏	合计
太阳	19	24	15	13	5	24	5	12	17	19	17	12	11	15	9	217
阳明	30	5	1	1	23	3	23	17	3	3	3	1	1	4	2	120
少阳	—	1	1	—	—	1	—	—	1	—	—	—	—	—	—	4
太阴	1	—	—	—	—	—	—	—	—	—	—	—	—	—	—	1
少阴	3	3	8	11	4	1	3	3	2	2	1	4	3	—	—	48
厥阴	1	4	8	6	1	3	1	—	1	1	1	2	1	—	2	32
霍乱	—	2	4	4	—	—	—	—	—	—	1	1	2	—	—	14
阴阳易差后劳复	—	3	1	—	1	1	—	—	2	—	1	—	1	—	1	11
合计	54	42	38	35	34	33	32	32	26	25	24	20	19	19	14	447

4.以首用药物与次用药物对三阴三阳作扶正与祛邪的比较（表2-1-10-5）：扶正药的基本模式是"四君子汤"加味。三阳经扶正药共277次，占三阳经总频数823次的33.66%

（扶正率）；三阴经扶正药共58次，占三阴经总频数196次的29.60%，二者无显著性差异（$X^2=1.98$，$P>0.05$）。三阳经的祛邪药420次，占三阳经总频数的51.03%；三阴经祛邪药78次，占三阴经总频数的39.80%，二者有显著性差异（$X^2=7.99$，$P<0.01$）。

表2-1-10-5　三阳三阴扶正与祛邪药物比较

扶正药						祛邪药													
甘草	大枣	茯苓	人参	白术	芍药	生姜	麻黄	杏仁	桂枝	柴胡	石膏	黄芩	干姜	附子	大黄	芒硝	枳实	厚朴	半夏
三阳 111	68	13	30	12	43	68	22	19	66	21	11	28	16	14	49	29	28	28	21
三阴 22	9	6	7	4	10	9	3	0	5	2	2	4	16	17	5	3	5	4	3

（二）《伤寒》与《金匮要略》（以下简称《金匮》）比较

1.一般情况：《金匮》共出现药物159味，用药总频数为1108次。共出现方剂205首，其中4首只载方名而药味未见，以201首统计之。

2.首用药物比较：《金匮》的首用药物与《伤寒》完全相同，频数最多的亦是甘草，为96次。其他依次是桂枝70次，生姜66次，大枣60次，芍药42次，恰与《伤寒》一样构成"桂枝汤"。《金匮》首用药物频数总和334次，占总频数1108的30.14%。

3.次用药物比较（表2-1-10-6）：次用药物《伤寒》《金匮》各有15味，其中有13味二者完全相同。《金匮》次用药物频数之和为385次，占总频数1108的34.75%；首用与次用药物频数之和为719次，占总频数的64.89%，总药物数的12.58%。

表2-1-10-6　次用药物比较

	大黄	人参	干姜	附子	枳实	黄芩	厚朴	芒硝	半夏	麻黄	柴胡	茯苓	杏仁	白术	石膏	细辛	当归	合计
《伤寒》	54	42	38	35	34	33	32	32	26	25	24	20	19	19	14	—	—	447
《金匮》	35	32	26	25	25	24	22	—	40	26	—	33	15	33	16	17	16	385

4.药物频数与味数之关系（表2-1-10-7）：

《伤寒》与《金匮》均显示药物出现的频数与药味数呈反比关系，即频数愈多，味数愈少，反之亦然。因而提示药物有聚积性。而且《伤寒》比《金匮》聚积性更强，重复用药更多。

表2-1-10-7　药物频数与味数之关系

频数		1—20	21—40	41—60	61—80	81—100	100以上	合计
味数	《伤寒》	70	9	3	2	1	1	86
	《金匮》	142	11	3	2	1	—	159

5.首用、次用与一般用药比较（表2-1-10-8）：

构成比愈小的药物在两书中出现的频数愈多，反之亦然。这更说明张仲景用药有聚积性。而且《伤寒》又大于《金匮》。

表2-1-10-8　首用、次用与一般用药比较

	《伤寒》				《金匮》			
	首用药物	次用药物	一般用药	合计	首用药物	次用药物	一般用药	合计
味数	5	15	66	86	5	15	139	159
构成比（%）	5.82	17.44	76. 74	100	3.14	9.43	87.43	100

6.方剂中用药味数比较（表2-1-10-9）:《伤寒》以每方4味最多,《金匮》以每方3味最多。前者平均每方4.72味,后者平均每方4.43味,二者皆接近5味,可能与善用桂枝汤有关。

表2-1-10-9　方剂中用药味数比较

味数		1	2	3	4	5	6	7	8	9	10	10以上	合计
方剂数	《伤寒》	5	11	20	23	17	9	16	5	3	1	2	112
	《金匮》	16	33	40	27	29	18	15	5	10	2	6	201

三、讨论

结果表明,《伤寒》与《金匮》的方药规律是基本一致的,其特点主要有以下方面。

(一) 方药的基本模式－桂枝汤

整个结果中均显示出用药有突出的聚积性,其聚积的核心就是"桂枝汤"。说明张仲景在拟方用药时,是以桂枝汤为基本框架,在此基础上再随证加减药物。如果说组成桂枝汤的"首用药物"是用药的核心,那么"次用药物"就是临证加减

的主要变动范围，"一般用药"仅是少数的调整补充。

（二）异病同治

众所周知，《伤寒》是治疗外感病的典范，《金匮》是治疗内伤病的楷模，但为何二者皆以"桂枝汤"为基本模式，而且二者的次用药物亦基本相同？这一现象提示我们，张氏的治疗特色是"异病同治"。当然，张氏在临证时一病也有用数方的，但从总体上看，不能将同病异治与异病同治等量齐观。

（三）祛邪为主

张氏异病同治的具体方法，从首用药物与次用药物可以看出是以"祛邪为主"的，因为在这些药物中，祛邪药物占绝大多数。在三阳、三阴的扶正与祛邪的比较中，三阴的扶正率29.60%与三阳的扶正率33.60%相比，二者无显著性差异。这一结果与认为"凡是病在表或正胜邪实之三阳证，治疗以祛邪为主；凡是寒邪入里，正虚阳衰，抗病力弱之三阴证，治疗当以扶正为主"的观点颇不一致。在太阳经以桂枝汤领先，在阳明经则以大承气汤领先。虽然病位不同，用药各异，但都是运用了祛邪方法以达到攘外安内的目的。张氏祛邪为主的治疗思想不仅表现在上述结果中，还体现在"首重太阳"观点上。从太阳经的用药频数与用药味数都远高于其他各经就可以说明。因太阳主一身之表，它有卫外拒邪之功能，为人体第一道防线，"首重太阳"则可防止病邪由外入里而继续传变。从《金匮》的首用与次用药物来看，也是以祛邪为主，与认为《金匮》"重视人体正气……故补脾补肾，是治疗内伤疾患的治本之法"与"内伤以扶正为主"的观点亦不相同。

（四）重视外因

张氏在《金匮》中写道"千般疢难，不越三条，一者，经络受邪，入脏腑，为内所因也；二者，四肢九窍，血脉相传，壅塞不通，为外皮肤所中也；三者，房室、金刃、虫兽所伤。以此详之，病由都尽。"从这一段话即可以看出，张氏认为疾病的发生主要是由外因所致，因而以抵御外因、祛邪扶正为治疗大法，本文的结果也非常支持这一观点。

（原载《国医论坛》1990年第6期）

第十一节　新生儿体重与宇宙阴阳节律

目前探讨影响新生儿体重的因素，文献中多从孕妇本身具有的特点入手，如孕妇的身高体重、宫底高度与腹围等等。从孕妇外环境中寻求其影响的原因，尚未见报道。《灵枢·岁露论》曰："人与天地相参也，与日月相应也"。钱学森等认为"人体开放于宇宙的一个方面就是环境的影响，如昼夜的变化、四季的演变等，这是一门人体的时间节律学……近代在国外这方面发展很迅速。它对人体科学是很重要的。此外，近年来又有科学家注意到地磁场的影响，实验观察证明，地磁场的变化对人体有明显的作用。"

本节欲从四季节律、朔望月节律、昼夜节律和地球磁场强度节律与新生儿体重之间的关系作分析，以寻求影响新生儿体重的外环境因素。对探讨优生优育原理与体质的先天因素以及人体科学可能有所启迪。

一、资料与方法

本组资料随机地取自太原地区受孕并在我院妇产科出生的1986—1988年的部分产科病历705份，其中双胎4份，共709例均记载有出生体重、出生时间与产妇末次月经。全部数据用长城牌0520 CH电子计算机处理。具体方法如下：

（1）以产妇末次月经时间推算出受孕日期，再以受孕日期所在月份分别归入四季（阳历2、3、4月为春，5、6、7月为夏，8、9、10月为秋，11、12、1月为冬）。以四季分组，求其每季受孕人数及胎儿出生后体重之均值，用u检验比较之。再将其均值与同一时期（均为1986—1988年度）同一地区（均为太原市）不同季节的地磁场总强度F的水平分量H及垂直分量Z的均值作相关分析。

（2）以出生月份所属之季节分为四组（分法同上）。将每季的出生体重用计数的方法比较体重在3kg以上（含3kg）者在不同季节的差异。

（3）用万年历将出生时间换算为农历间，以朔、望日为中心，将每个月分为"上弦至下弦"组（初八至二十二）与"下弦至上弦"组（二十三至初七），比较两组出生体重。

（4）将出生时刻以"子（23—0：59）、丑（1—2：59）、寅（3—4：59）、卯（5—6：59）、辰（7—8：59）、巳（9—10：59）、午（11—12：59）、未（13—14：59）、申（15—16：59）、酉（17—18：59）、戌（19—20：59）、亥（21—22：59）十二时辰分组，比较其出生体重。

二、结果与分析

（一）不同季节受孕后出生体重之比较及与地磁强度的关系（表2-1-11-1、2-1-11-2）

表2-1-11-1　不同季节受孕后出生体重

受孕季节	春	夏	秋	冬
出生体重	2.96 ± 0.04	2.81 ± 0.08	2.95 ± 0.05	3.12 ± 0.06
例数	254	108	107	240

注：表中数字为均值 ± 标准误（kg）与例数。

表2-1-11-2　不同季节受孕后出生体重与地磁强度

受孕季节	春	夏	秋	冬
出生体重	2.96	2.81	2.95	3.12
H（nT）	90.33	46.75	56.18	105.79
Z（nT）	107.58	81.44	76.25	91.81

注：表中数字均为均值，体重为kg，nT为地磁强度单位。

冬季受孕后出生体重之均值分别与春、夏、秋均值比较，u值分别为2.22、3.10、2.18，提示冬季受孕后出生之体重显著高于春秋季（$p<0.05$），高度显著地高于夏季（$p<0.01$）。

用相关分析法，出生体重与地磁强度的H分量呈正相关（$r=0.97$，$P<0.05$），而与Z分量不相关（$r=0.36$，$P>0.05$）。提示在一定限度内，出生体重随受孕时地磁强度H分量的增高而增加。

（二）不同季节出生体重比较（表2-1-11-3）

表2-1-11-3　不同季节出生体重

季节 频数 体重（kg）	春	夏	秋	冬	合计
<2	11	5	2	3	21
2~	47	51	89	120	307
3~	50	50	145	129	374
4~	—	1	3	2	6
5~	—	—	1	—	1
合计	108	107	240	254	709

出生体重在3kg以上者（含3kg），秋季占62.08%，冬季占51.57%，夏季占47.66%，春季占46.29%，秋与冬、夏两季比，差别有显著性（分别X^2=5.55、6.30，P均<0.05），秋季与春季比，差异有高度显著性（X^2=7.58，P<0.01）。

（三）不同月相与出生体重（表2-1-11-4）

表2-1-11-4　不同月相与出生体重

月相 例数 体重（kg）	下弦一上弦	上弦一下弦	合计
<2	9	12	21
2~	151	156	307
3~	211	163	374
4~	3	3	6
5~	1	—	1
合计	375	334	709

表中提示，3kg以上者（含3kg）"下弦—上弦"组占57.33%，"上弦—下弦"组占49.7%，二者差异有显著性（X^2=4.14，P<0.05）。

（四）昼夜节律与出生体重（表2-1-11-5）

表2-1-11-5　昼夜节律与出生体重

体重（kg） 时辰例数	子	丑	寅	卯	辰	巳	午	未	申	酉	戌	亥	合计
<2	—	3	2	3	3	2	1	1	2	1	2	1	21
2~	25	24	33	24	18	33	34	35	22	24	19	16	307
3~	26	29	25	33	26	27	38	43	45	31	30	21	374
4~	1	1	—	—	—	—	1	1	1	—	1	6
5~	—	—	—	—	—	1	—	—	—	—	—	1
合计	52	57	60	60	47	62	74	80	70	57	51	39	709

从表中可以看出，3kg以上者（含3kg）以申时最高占65.71%，寅时最低占41.67%，二者差异有显著性（X^2=7.53，P<0.01）；从"子—巳"占49.70%，从"午—亥"占57.41%，后者高度显著高于前者（X^2=4.23，P<0.05）。

三、讨论

天地间阴阳二气的变化，无处不显露其端倪。本组资料结果表明，新生儿体重与四时节律、朔望月节律、晨夜节律以及地球磁场强度的H分量都有一定关系。表2-1-11-3的结果与表2-1-11-1是基本一致的。结果提示秋季出生者体重在3kg以上（含3kg）者的百分比显著高于其他各季。人的孕期一般为280天，按预产期公式计算，冬季受孕正好在秋季出生，夏季受孕在春季出生，由于夏季受孕后出生者的体重均值最低，所以春季出生者的体重最低。冬季受孕后出生体重最高，因而秋季出生者显著为高。《灵枢·顺气一日分为四时》曰："春生夏长，秋收冬藏，是气之常也，人亦应之。"冬季受孕后胚胎经历了"春生夏长"阶段，所以秋收（出生）质重，而夏季受孕后胚胎仅经历了"秋收冬藏"阶段，未充分经历"夏长"阶段，所以春生（出生）质轻，以自然之法则也，人与植物也相应也。Petersen认为："冷季受孕男孩多，暖季受孕女孩多。解释为当卵受精后，如果代谢率增加，在理化性质上促使受精卵发展为男性的倾向亦增加。动物实验寒冷时促甲状腺激素分泌增多，子代中雄性即增多"。本组资料支持这一观点。在709例新生儿中，冬季受孕后男婴的构成比显著高于女婴。而"男婴体重平均要比女婴体重多0.196kg"，这亦是冬季受孕后体重较重的原因之一。

按预产公式计算，农历要在日期加上14天。因此"上弦—下弦"受孕者，一般在"下弦—上弦"时出生。反之亦然。前者经历了月圆前后，后者正值月空之时，故前者出生体重显著高于后者，可能与此相关。《素问·八正神明》曰："月始生，则血气始精，卫气始行；月廓满，则血气实，肌肉坚；月廓空，则肌肉减，经络虚、卫气去、形独居"。我国明代万全曰："妇女阴质，取象于月。若自朔至望，经水行不失其候者，结孕易生子多寿，以月光渐生，月轮渐满也；若自望至晦，经水行或失其期者，胎难结生子多夭，以月光渐消，月廓渐空也"。可见万氏提出的优生观点，有一定的客观依据。有的文献报道，"满月时，人的行为处于最强状态"，"望月前后人体夜间的机能状态要较平时为强，月球对人体机能的影响很可能在夜间更为显著"。另有学者指出："望月时，月球对地球的引力最大，人体机能处于活跃状态"。但人体机能活动的增强，何以影响精子、卵子与受精的胚胎呢？苏联科学家们对生物体内器官或细胞之间的信息传递问题作了大量研究，证实"隔离的细胞体系和体器官无疑存在着电磁相互作用，这种相互作用与地磁场引起的'超原子'的能量状态有关"。笔者曾对1986~1988年中初一与十五地磁的H均值作过比较，十五的H均值155.29（nT）显著大于初一的H均值136.65（nT）（P<0.05）。

从"子—巳"六个时辰为阳进阴退阶段，"午—亥"六个时辰为阴进阳退阶段。新生儿体重为阴，阳弱则不易固阴，阳强则固阴较牢，而且阴可助阴，阳可助阳，所以"子—巳"体重轻者易生，"午—亥"体重重者易生。申为金，为阴与七月相应；寅为木，为阳，与正月相应，同前之理，故出生之体重差异著也。

（原载《中医药信息》1991年第2期）

第二章
妇产科疾病诊治经验

第一节 《傅青主女科》治法与用药规律浅析

研究《傅青主女科》一书的文章，多从个体观察定性论述入手。这里欲从群体观察的角度，运用计数分析的方法作一尝试，以窥傅氏一斑。

一、资料与方法

以商务印书馆一九五七年六月的版本及上海科学技术出版社一九八二年五月的版本为依据，并除去"鬼胎"一节。对书中有关数量的概念作了粗略的归纳。

二、结果与分析

（一）一般情况

《傅青主女科》（以下简称《女科》）中所用方剂168首、

中药93味。93味药物中，在处方中出现频数最多的是113次（当归），出现频数最少的是1次。以处方中出现41次以上者称为"首用药物"；出现40次以下14次以上者称为"次用药物"；出现13次以下者称为"一般用药"。

（二）首用药物在处方中出现频数比较（表2-2-1-1）

表2-2-1-1　首用药物出现频数比较

药名	人参	白术	茯苓	甘草*	黄芪	熟地	白芍	当归	川芎
频数	87	72	42	72	41	42	45	113	69
%	51.79	42.86	25.00	42.86	24.40	25.00	26.79	67.26	41.07

*炙甘草占49个方剂，生甘草占23个方剂

168首方剂中，出现频数最多的是表1中的9味药，其中人参、白术、茯苓、甘草，正好构成补气的代表方剂"四君子汤"；熟地、白芍、当归、川芎，正好构成补血的代表方剂"四物汤"；黄芪与当归又构成"当归补血汤"。所以《女科》中首用药物的基本模式是："四君子汤"+黄芪+"四物汤"，亦即："八珍汤"+黄芪。

处方中出现频数最多的补气药是人参，补血药是当归。补气药（四君子汤+黄芪）与补血药（四物汤）相比，补气药共有314药次，补血药为269药次。

（三）次用药物在处方中出现频数的比较（表2-2-1-2）

表2-2-1-2　次用药物出现频数

药物	陈皮	黑姜	山药	黑芥穗	麦冬	桃仁	山萸	丹皮	生地	柴胡
频数	29	27	24	23	24	20	19	17	15	14
%	17.26	16.07	14.29	13.69	14.29	11.90	11.31	10.12	8.93	8.33

次用药物中频数最多的是陈皮、黑姜。其药性的构成与首用药物不同。其中有理气、疏肝、健脾、补肾、滋阴、活血、凉血等性能，比首用药物范围广。如果说，首用药物反映了用药的内核，次用药物则基本上反映了用药的主要变动范围。

（四）一般用药与首用药物、次用药物的比较（表2-2-1-3）

表2-2-1-3　一般用药与首用药物、次用药物比较

药物分类	首用药物	次用药物	一般用药	合计
味数	9	10	75	94
%	9.57	10.64	79.79	100

从表中可以看出，构成比愈小的药物，在处方中出现的频数愈多。因而提示，傅氏用药比较集中在首用药物与次用药物上，其他药物则使用较少。所以似乎表明，《女科》中使用的药物有较明显的聚积性。

（五）首用药物出现的频数与产前产后的关系（表2-2-1-4）

表2-2-1-4　首用药物出现频数与产前产后的关系

	人参	白术	茯苓	甘草	黄芪	熟地	白芍	当归	川芎	合计
产前	34	38	16	20	14	23	29	38	12	224
产后	53	34	26	52	27	19	16	75	57	359
合计	87	72	42	72	41	42	45	113	69	583

168个方剂中，产前有65个，产后有103个。人参在产前处方中的出现率为52.30%，与在产后处方中的出现率51.45%相比，无显著性差异（x^2=0.13，P>0.05）。当归在产后处方中的出现率为72.82%.显著高于在产前处方中的出现率58.46%（x^2=4.41，P<0.05）。补气血药产后有359药次，是产前224药次的1.6倍。

（六）首用药物与次用药物用量的比较

首用药物中，以使用1~3钱者最多。这一剂量组中，人参有48个方剂，白术有23个方剂，茯苓有30个方剂，甘草有18个方剂，黄芪有16个方剂，当归有44个方剂，川芎有48个方剂。此外，人参多用至1两，有20个方剂。白术最多用至1两。熟地也多用至1两，有18个方剂。但甘草多用在1钱以下，有30个方剂。

次用药物中，陈皮、黑姜多用在1钱以下，各有18个方剂。黑芥穗多用1~3钱，有13个方剂。

（七）主要治法（表2-2-1-5）

《女科》中提到治法者有187处。主要治法有"补、平、疏、清、活、泄、温、利"八法。其中补法的构成比最大，占73.26%，补气血又在补法中占绝对优势，而补气又多于补血。除补气血外，例数较多的是补肾，但治肝（补肝、平肝、疏肝、清肝）的总例数又多于补肾，其次是补脾。可见在调理脏腑功能方面，傅氏着力于肝、肾、脾三脏。

表2-2-1-5　主要治法

治法	补								疏肝	清肝	平肝	活血祛瘀	泄火	温寒	利湿	其他	合计
	气	血	肾	脾	心	肺	肝	任督									
例数	44	30	25	13	8	8	8	3	12	3	6	8	3	3	2	13	187
%	23.53	16.04	13.36	6.95	3.21	4.28	4.28	1.61	6.41	1.61	3.21	4.28	1.61	1.61	1.06	6.95	100

三、讨论

历代不少医家认为，妇科病与肝气不舒的关系甚密。而傅氏却首重气血之衰，治疗以大补气血为先，在医林中独辟蹊径。同时，补气药明显多于补血药，补气法也多于补血法。傅氏认为："血为有形之物，难以速生，气乃无形之物，易于速发，补气以生血，尤易于补血以生血耳"。因而补气与补血在总体上比较，前者多于后者。这一结果与认为傅氏"补血以益气为先"的观点基本一致。

在《女科》中遥遥领先的首用药物是当归。这一结果似乎与补气先于补血的结论颇有出入，其实不然。因为傅氏认为："大抵产后先宜补血，次补气"。所以当归在产后的出现频数显著高于产前（$x^2=4.41$，$P<0.05$）。产后多虚多瘀，首用当归为其妙也。

有文献记载，傅氏的常用药物有"人参、黄芪、白术、山药、生地、熟地、当归、枸杞子、菟丝子、巴戟天、龟板、阿胶等益气养精滋血药"，这种看法与本文的统计结果颇不一致。因为后五味药在处方中出现频数较少，为一般用药，并非常用，山药、生地也在次用药物之内。

在治法方面，主要有八法（见表5），其中补法就占73.26%，而补气血又占39.57%。这一结果与傅氏的首用药物之功能基本一致。而与认为傅氏辨证"尤其着重于肝、脾、肾三脏"的观点不尽相同。有的学者在分析傅氏治法时，将调理气血列于补脾、疏肝、补肾等法之后，这种排列似乎欠妥。从本资料的首用药物与治法构成中不难看出，大补气血则应列于诸法之首。

首用药物的用量一般较重，更突出了"大补气血"的核心思想。因而傅氏在制定处方时，则以"八珍汤"为基本框架，再根据临证的具体情况予以增减药物，其增减的范围，约93味之多。《女科》中单个处方以用7味药者最多，其次为8味与10味较多，平均每个处方用药7.73味（接近8味），这一基本吻合，并非偶然，可能与傅氏以八珍汤为基本框架进行化裁组方有关。这一特点，与有的资料记载的傅氏主方"着重扶正，虽有病邪，总以扶正祛邪为主"的看法基本相似。

（原载《山西中医》1987年第4期）

第二节　试述中医妇科几种常见病的用药规律
——中医妇科518首方剂浅析

妇科疾病是应用中药治疗效果较好的一个重要领域。古今不少医家在这方面积累了大量的经验。但初学者往往不易执简驭繁掌握其要。本文从群体观察的角度，对妇科几种疾病的用药作了归纳，以便寻求其用药规律。

一、资料与方法

本文所选的方剂，分别来自《妇人规》《校注妇人良方》《妇科玉尺》《傅青主女科》《女科要旨》《陈素庵妇科补解》《万氏妇人科》《刘奉五妇科经验》《钱伯煊妇科医案》《中国妇科病学》《蒲辅周医疗经验》《女科一知集》《中医妇科学》《医宗金鉴妇科心法要诀白话解》《月经失调与中医周期疗法》等十五种书籍。共选方518首，对书中妇科部分的方剂以不同的疾病分别作了归类：其中痛经56首，带下36首，月经先期53首，月经后期52首，月经先后不定期32首，月经过多22首，崩漏64首，月经过少15首，闭经64首，恶阻34首，不孕46首，先兆流产44首。然后对每类方剂中的药物作了频数汇总，看哪些药物的应用频数最多，频数较多的药物间有什么关系。出现频数较多的药物构成的方子为治疗该种疾病的主方（选前十味药），出现频数较少的药物则为随证增加的药（选10味）。本文在归纳过程中虽然打乱了"辨证"的界限，但对某种疾病的整体用药却筛选出了用药框架。

二、结果

（一）痛经

治疗痛经的方剂56首，共有82味药。其药物的组方率为68.29%，组方率是方剂数与药味数的比值，它反映了用药的分散与集中程度。出现频数较多的药物见表2-2-2-1。

表2-2-2-1　治疗痛经主要药物频数比较

药名	当归	川芎	香附	甘草	白芍	桂枝	元胡	木香	茯苓	白术
频数	41	24	22	20	18	16	15	14	13	13
百分率（%）	73.21	42.85	39.28	35.71	32.14	28.57	26.78	25.00	23.21	23.21

随证选加的主要药物：乌药、赤芍、人参、生姜、红花、五灵脂、熟地、生地、青皮、枳壳、牛膝、艾叶、丹皮、吴茱萸、桃仁、山楂、川楝子、没药、砂仁、柴胡、小茴香、陈皮、阿胶、黄芩、山药、泽泻、益母草、丹参、狗脊、杜仲、川断、黄芪、附子、远志、半夏、沉香等。

（二）带下

治疗带下的方剂有36首，87味药，药物的组方率为41.38%。应用频数较多的药物见表2-2-2-2。

表2-2-2-2　治疗带下主要药物频数表

药名	茯苓	甘草	白术	人参	当归	山药	白芍	柴胡	车前子	黄柏
频数	18	16	14	13	13	12	12	12	11	10
百分率（%）	50.00	44.44	38.88	36.11	36.11	33.33	33.33	33.33	30.55	27.77

从表中可以看出，治疗带下的首选药物是茯苓。

随证选加的药物：栀子、知母、丹皮、泽泻、熟地、牡蛎、龙骨、菟丝子、生地、黄连、芥穗、陈皮、莲子、黄芪、川断、远志、山茱萸、芡实、鹿角胶、五味子、木香、干姜、肉桂、黄芩、半夏、苍术、红枣、茵陈、附子、川芎、藁本、桑螵蛸、升麻、防风、香附、牛膝、阿胶、萆薢、杜仲、白果、乌贼骨等。

（三）月经先期

治疗月经先期有53个方剂，82味中药，药物的组方率为64.63%。出现频数较多的药物见表2-2-2-3。

表2-2-2-3　治疗月经先期主要药物频数比较

药名	白芍	当归	生地	甘草	黄芩	白术	党参	茯苓	山药	丹皮
频数	35	31	28	28	26	24	21	18	17	17
百分率（%）	66.03	58.49	52.83	52.83	49.05	45.28	39.62	33.96	32.07	32.07

从表中可以看出，治疗月经先期的首选药物为白芍，黄芩、四君子汤等亦为首选药物。

随证选加的主要药物：川断、川芎、熟地、黄芪、山栀、黄连、阿胶、莲子、旱莲草、黄柏、地骨皮、乌贼骨、薄荷、麦冬、桂元肉、枸杞子、女贞子、牡蛎、艾叶、酸枣仁、远志、木香、茜草、大枣、石斛、知母、升麻炭、山茱萸、五味子、菟丝子、侧柏炭、生姜、青蒿、木香、杜仲、陈皮等。

（四）月经后期

治疗月经后期的有52首方剂，103味药，组方率为50.48%。出现频数较多的药物见表2-2-2-4。

表2-2-2-4　治疗月经后期主要药物频数比较

药名	当归	熟地	川芎	白芍	甘草	茯苓	香附	肉桂	白术	人参
频数	38	31	28	24	22	18	18	20	14	13
百分率（%）	73.07	59.61	53.85	46.15	42.30	34.61	34.61	38.46	26.92	25.00

随证选加的药物：牛膝、红花、陈皮、丹皮、生姜、丹参、山药、桃仁、生地、赤芍、柴胡、泽兰、山茱萸、黄芪、知母、泽泻、吴茱萸、黄芩、乌药、半夏、槟榔、仙灵脾、川断、五味子、鹿角、艾叶、菟丝子、益母草、木香、栀子等。

（五）月经先后不定期

治疗月经先后不定期的有32首方剂，104味药，组方率为30.76%。出现频数较多的药物见表2-2-2-5。

表2-2-2-5　治疗月经先后不定期主要药物频数比较

药名	白芍	熟地	山药	当归	党参	菟丝子	茯苓	白术	香附	山茱萸
频数	18	15	15	14	12	10	9	8	8	8
百分率（%）	56.25	46.87	46.87	43.75	37.50	31.25	28.12	25.00	25.00	25.00

随证选加药物：牡蛎、泽兰、生地、丹皮、甘草、黄芪、枸杞子、旱莲草、丹参、益母草、柴胡、栀子、阿胶、仙灵脾、五味子、桃仁、赤芍、牛膝、酸枣仁、川芎、鹿角胶、何

首乌、巴戟天、茜草炭、鸡血藤、茺蔚子、黄芩、陈棕炭、龟板等。

（六）月经过多

治疗月经过多的有22首方剂，59味药，组方率37.28%。出现频数较多的药物见表2-2-2-6。

表2-2-2-6　治疗月经过多主要药物频数比较

药名	白术	当归	白芍	人参	甘草	阿胶	艾叶炭	生地	茯苓
频数	17	15	14	14	11	10	8	7	7
百分率（％）	77.27	68.18	63.63	63.63	50.00	45.45	36.36	31.81	31.81

随证选加药物：黄芩、香附、川芎、升麻、陈皮、黄柏、山药、柴胡、乌贼骨、砂仁、牡蛎、酸枣仁、龙骨、龟板胶、鹿角胶、川断、陈棕炭、远志、五味子、生姜等。

（七）崩漏

治疗崩漏有64首方剂，94味药，组方率为68.08%。出现频数较多的药物见表2-2-2-7。

表2-2-2-7　治疗崩漏主要药物频数比较

药名	当归	白芍	人参	白术	甘草	生地	茯苓	熟地	川芎	阿胶
频数	36	34	29	28	25	24	18	18	18	17
百分率（％）	56.25	53.12	45.31	43.75	39.06	37.50	28.12	28.12	28.12	26.56

随证选加药物：黄芪、川断、柴胡、龙骨、地榆、棕榈炭、麦冬、升麻、栀子、牡蛎、艾叶、山茱萸、干姜、鹿角

胶、乌贼骨、茜草、龟板、山药、陈皮、莲房、杜仲、黄柏、藕节、香附、益母草等。

（八）月经过少

治疗月经过少有15首方剂，49味药，组方率为30.61%。首选药是当归，应用频数较多的药物见表2-2-2-8。

表2-2-2-8　治疗月经过少主要药物频数比较

药名	当归	甘草	熟地	白芍	茯苓	川芎	肉桂	人参	白术	红花
频数	11	8	7	7	6	6	6	5	5	4
百分率（%）	73.33	53.33	46.66	46.66	40.00	40.00	40.00	33.33	33.33	26.66

随证选加主要药物：香附、桃仁、附子、阿胶、莪术、元胡、麦冬、杜仲等。

（九）闭经

治疗闭经的有64首方剂，124味药，组方率为51.61%。应用频数较多的药物见表2-2-2-9。

表2-2-2-9　治疗闭经主要药物频数比较

药名	当归	香附	茯苓	白芍	牛膝	川芎	丹参	党参	陈皮	白术
频数	40	27	26	23	22	20	20	18	18	17
百分率（%）	62.50	42.18	40.62	35.93	34.37	31.25	31.25	28.12	28.12	26.56

随证选加主要药物：赤芍、甘草、熟地、生地、丹皮、山药、黄芪、鸡血藤、泽兰、川断、桂枝、乌药、半夏、桃仁等。

（十）恶阻

治疗恶阻有34首方剂，52味药，组方率为65.38%。应用频数较多的药物见表2-2-2-10。

表2-2-2-10　治疗恶阻主要药物频数比较

药名	橘红	半夏	茯苓	甘草	白术	人参	竹茹	生姜	白芍	枳壳
频数	26	22	21	18	16	17	13	12	11	9
百分率（%）	76.47	64.70	61.76	52.94	47.05	50.00	38.23	35.29	32.35	26.47

随证选加的主要药物：黄连、枇杷叶、麦冬、当归、黄芩、砂仁、藿香、香附等。

（十一）不孕

治疗不孕的有46首方剂，110味药，组方率为41.81%。应用频数较多的药物见表2-2-2-11。

表2-2-2-11　治疗不孕主要药物频数比较

药名	当归	白术	茯苓	白芍	人参	香附	熟地	川芎	甘草	牛膝
频数	25	22	22	22	19	17	16	14	13	10
百分率（%）	54.34	47.82	47.82	47.82	41.30	36.95	34.78	30.43	28.26	21.73

随证选加主要药物：肉桂、益母草、桑寄生、川断、乌药、山药、木香、柴胡、菟丝子、杜仲、黄芪、附子、丹参、巴戟天、元胡、半夏等。

（十二）先兆流产（胎漏）

先兆流产的有44个方剂，72味药，组方率为61.11%。应用频数较多的药见表2-2-2-12。

表2-2-2-12　治疗先兆流产主要药物频数比较

药名	川断	白术	山药	白芍	阿胶	人参	杜仲	黄芩	甘草	当归
频数	26	23	23	22	21	20	20	16	16	16
百分率（%）	59.09	52.27	52.27	50.00	47.72	45.45	45.45	36.36	36.36	36.36

随证选加主要药物：熟地、黄芪、艾叶、菟丝子、桑寄生、砂仁、生地、陈皮、升麻、川芎、莲子、茯苓等。

三、讨论

痛经发生的主要机理，中医认为是气血运行不畅所致。本资料中治疗痛经的首选药物为当归，次为川芎、香附，基本符合这一机理。治疗带下的首选药物是茯苓，次为甘草、白术、人参，四者组成的方剂相似于四君子汤，而当归、白芍、柴胡、白术、甘草又组成与逍遥散相近的方剂（缺生姜、薄荷）。白术、人参、白芍、山药、车前子又是傅山先生"完带汤"中的主要药物。从组方的特点可以看出，治疗带下必须健脾益气，疏肝利湿。这与中医认为带下的病因主要是脾虚肝郁湿热为主基本吻合。治疗月经先期的首选药物是白芍，主方中白芍、生地、黄芩、丹皮皆偏寒性。中医认为，月经先期的产生机理主要是血热和气虚所致，因而在用寒凉药清热的同时，又有党参、白术、茯苓、甘草、山药健脾益气。治疗月经后期的首选药物是当归。主方中的前四味药组成四物汤相似的方剂。这与中医认为"经行后期，主要是机体血分不足"的观点基本一致，故以四物补血。但为了阳生阴化，补气以生血，主方中又加人参、白术、茯苓、甘草健脾补气。香附理气散郁，肉桂温通经脉，可使血海按时盈满而经至。治疗月经先后不定期的首选药物是白芍。月经先后不定期的产生主要由于气血不调，而气血不调的原因又以肝郁、肾虚多见。所以主方中白芍、当归柔肝养血，香附开郁理气，熟地、山萸肉滋肾益阳，菟丝子补肾阳，党参、山药、茯苓培土固中以统血。月经过多的首选药是白术。白术、人参、甘草、茯苓健脾补气以统血，白芍、生地敛阳止血，当归引血归经，阿胶、艾叶炭补血止血。这与中医认为月经过多是由于气虚血热所致的观点基本吻合。

崩漏的首选药是当归。主方中含有四物汤、四君子汤之药，人参、白术、茯苓、甘草补气培元固中，即有治崩先治中州之意。生地、白芍、阿胶清热敛阳补血。

月经过少的首选药亦是当归，而且当归、熟地、白芍、川芎构成四物汤，人参、白术、茯苓、甘草构成四君子汤，既补血又补气，基本符合养血益气的治疗原则。佐以肉桂、红花温经活血。闭经的首选药物亦是当归。当归、白芍养血和血益阴，党参、白术、茯苓健脾益气以生血，牛膝、川芎、赤芍活血逐瘀以通络，香附陈皮理气助血运行。这与中医认为经闭产生的基本原因是脾虚、血虚、气滞血瘀的观点相符合。治疗恶阻的首选药物为橘皮，它与半夏、茯苓、甘草组成二陈汤方剂，而茯苓又与甘草、白术、人参构成四君子汤，橘皮、竹茹、人参、半夏、甘草又是"橘皮竹茹汤"中的主要药物。这与中医认为"产生恶阻的原因主要是胃气不降，胃虚肝热痰滞"的观点基本一致。

治疗不孕的首选药物是当归，主方中包含有四物四君加香附牛膝。人之一身不外阴阳，阴阳之气就是气血，气血乃人之根本，故治疗不孕的主方中包含四君与四物之药物也，又加香附理气，牛膝引血下行，则易受孕。

纵观上述十二种病的几个基本方剂，应用频数较多的又是当归、白芍、熟地、川芎、人参、白术、茯苓、甘草，此为八珍汤之药物。本资料表明治疗妇科病，应以气血双补为主，在十二种常见病中，从总体观察应用频数最多的药物是当归，当归养血活血，这体现了历代不少医家认为妇女以血为主的观点，但在拟方用药时却是气血并重的，同时也表明妇科疾病虚证较多。

第三节　血瘀证诊断的误区及其原因探析

中医血瘀证诊断的一个明显误区就是将血瘀证与高黏状态相提并论，以单一的理化指标作为诊断血瘀证的特异指标。究其原因，这是与对中医的性质认识不足有关。中医认识事物的方式是艺术的方式，因而它有鲜明的艺术特征。它运用的是形象思维与宏观观察的方法，因而其术语、概念都有模糊性，血瘀证亦不例外。模糊观念的本质是许多规定的综合，是多样性的统一，所以血瘀证反映的内容也是多方位、多层次、多信息的综合，而不是单一的特异指标，否则，就会以点代面，使血瘀证失去中医特色。

一、血瘀证的诊断与辨证

随着中西医结合事业的发展，血瘀证由宏观研究进入到微观研究。但随着微观研究的深入，也使血瘀证的诊断陷入误区，给人们带来了困惑。突出的例子就是将血瘀证与高黏状态相提并论，认为高黏状态就等于血瘀证，以单一的理化指标代替了整个血瘀证的全部内涵。但事实是，有高黏状态的疾病并非都是中医的血瘀证，中医的血瘀证亦并非都有高黏状态。这样发展下去，形成几乎无处不血瘀、无药不活血化瘀的混乱状态，使具有中医特色的血瘀证远离了中医轨道。

血瘀证的传统辨证是宏观的，模糊的，由于它运用的是直觉思维，具有鲜明的形象性与模糊性。这种形象的模糊思维，使血瘀证具有明确的内涵与外延。若从微观角度只用单一的理化指标去对应血瘀证，意图精确地反映血瘀证的本质，结果会适得其反，使血瘀证的内涵变得模糊不清，外延亦游移不定。正如法国物理学家杜恩说："同一般常识的模糊陈述相比，理论物理学上的陈述正因为其比较精确，反而比较不确定（模糊）"。这同文学艺术中的模糊思维一样，如果用精确的数字去表达去代替细致的描写，反而会失去艺术的真实性。究其原因，这与模糊观念的本质有关。首先在空间结构上模糊观念是"许多规定的综合，是多样性的统一"。在时间序列方面，模糊观念是"人们对事物发展过程中不同阶段，不同程度上近似值的认识"。所以模糊观念都是从整体的、宏观的方面去把握事物，而不是从局部的细节上去把握。因而血瘀证反映的内容是多方位、多层次、多信息的综合，如用单一的理化指标去诊断血瘀证，这只能反映模糊概念中的一部分，即空间上的某一点，时间上的某一瞬。这样诊断出来"血瘀证"，亦就远离了中医血瘀证的本意。中医运用的是形象思维，它是以感性与理性、现象与本质结合起来一同去反映疾病规律的，不能甩掉现象用纯理性的东西去表达。也就是个性与共性、特殊性与普遍性、偶然性与必然性的结合来反映事物本质的。血瘀证亦不例外。如果认为单一的理化指标就是血瘀证的本质，就等于找到了普遍性却甩掉了特殊性，从而使血瘀证的根本性质解体，失去了中医特色。因为事物的性质就是由矛盾的特殊性决定的，失去特殊性，其本身也就荡然无存了。

二、血瘀证诊断的误区

中医的血瘀证，是以气血理论为基础的具象的诊断。《说文》曰："瘀，积血也"。血为何而积？血滞也。因为气为血帅，气行则血行，气滞则血瘀。血瘀证可分为有形之血瘀与无形之血瘀，《内经》谓"血脉凝结"、"血凝泣"为血瘀，《血证论》谓离经之血为血瘀，王清任谓凝血块为血瘀。但张仲景则不然。如《金匮要略·惊悸吐衄下血胸满瘀血病脉证治》中曰："病人胸满、唇痿、舌青、口燥，但欲漱水不欲咽，无寒热，脉微大来迟，腹不满，其人言我满，为有瘀血"。又曰，"病者如热状，烦满，口干燥而渴，其脉反无热，此为阴伏，是瘀血也"。他在《妇人杂病脉证并治》第二十二节第九条还提到："妇人年五十所，病下利数十日不止，暮即发热，少腹里急，腹满，手掌烦热，唇口干燥，何也？师曰：此病属带下。何以故？曾经半产，瘀血在少腹不去。何以知之？其证唇口干燥，故知之"。这里，张氏并未真正看到积血，而是从患者唇口干燥等病象中推知有瘀血。所以血瘀证是一组特异的病象，是与气血、虚实、寒热密不可分的一个综合概念。因为它们之间都有直接的因果关系。气虚易瘀，寒亦易瘀，实邪阻滞经络亦易致瘀。这些推理都是依据自然界的物理现象取象比类推演出来的理论，是在天象影响下衍生出来的病象。这些病象中都有天象的基因在作用。所谓天人相应之意即在此。天象是什么？阴阳五行也。它是古人宏观宇宙得出的类概念，是原始思维的产物，它反映了我国古代特定时期的认识论和方法论。用凯德洛夫的话说，它属于我国古代的带头学科，或者称库恩的范式。因为它影响着我国各个文化层次的形成与发展。如阴阳五行渗透到医学便是中医理论，中医理论中的术语概念几乎都是阴阳五行衍生出来的子概念。如寒热、虚实、表里，张仲景称之为阴阳六变。阴阳五行渗透到社会，便是儒家学说。

因此，要想变革血瘀证的内涵，使其现代化，必须首先变革阴阳五行，因为"科学的发展是通过带头学科的更替表现出来的"。而要改变带头学科，首先必须改变思维方式，即由古代的意象思维变为抽象思维。凯德洛夫把科学革命定义为"是科学家思维方法的急剧转变"。中医血瘀证要想诊断现代化，首先必须客观化，必须剔除主观感觉赋予的模糊性，必须主客体分离，才能进行规范化。当前的微观研究正是转变思维方式的一个良好开端。但是不能将单一的微观指标作为诊断血瘀证的特异指标。因为"证"是类概念的综合，是一个模糊观念。而类又是具有同类属性的系列事物的总概念。血瘀应当在不同疾病中提取出该证的微观系列指标，通过组织化或集成化的形式再形成一种抽象的规定，因为通过实验得出的微观指标，只不过是血瘀证总体中抽出来的个别成分，还不是全面认识，还停留在知性阶段，只有把这个阶段分割开的各种规定性统一起来，才能向认识的理性阶段过渡，才能使血瘀证由传统的类概念转向微观的科学概念。

（原载《中国中医基础医学杂志》1995年第3期）

第四节　几种与盆腔淤血综合征容易混淆的疾病

盆腔淤血综合征是妇科的一种常见病与多发病，它严重地危害着广大妇女的健康。文献报道，在主诉下腹部疼痛但无阳性体征的妇女中，盆腔淤血综合征的发生率为52%~92%，而在有阳性体征的下腹痛患者中则占80%，在输卵管结扎术后出现的下腹痛患者中约占29.76%，可见该病发病率之高。它是造成妇科慢性盆腔疼痛的重要原因之一。本病主诉症状多而阳性体征不明显，加之症状复杂，涉及系统较广，而且症状与体征不相符合，症状又易与某些疾病相混淆，目前又没有简便易行的辅助诊断方法，因此临床极易造成误诊。

早在1949年Taylor就以"血管的淤血和充血"（Vasculur congestion and hyperemia）为题对盆腔淤血综合征的病理、生理、病因、临床表现和防治等作了论述，并提出该病是一种独特的疾病。1958年后通过盆腔静脉造影等方法辅助诊断，大多数妇科医生也认识到该病是一种特别的导致妇科盆腔疼痛的多发疾病，近年来的研究更显示出盆腔淤血综合征患者在妇科患者非常常见。

　　盆腔淤血综合征多见于生育年龄妇女，其发病与分娩、流产或输卵管结扎术等有关。以下腹痛、低位腰痛、性交痛、痛经、膀胱刺激症状、白带增多、植物自主神经紊乱及极度疲劳等症候群为主要症状。客观检查以妇科检查为主，可见外阴阴道静脉充盈或者曲张，宫颈肥大呈蓝紫色，子宫后位、饱满稍软，两侧附件区增厚有压痛但无明显的块状物。

　　现将该病与容易混淆的疾病作一分析。

一、阑尾炎与异位妊娠

　　下腹痛是盆腔淤血综合征的主要症状之一，几乎所有的患者都有此症状。除耻骨联合上方呈弥漫性的疼痛外，两侧下腹部多以单侧较重，而且以右下腹多见，并呈持续性疼痛，因此容易误诊为阑尾炎，患者若有消化道症状如恶心呕吐、胃脘痛、感冒发烧，更易误诊为此病。右下腹亦易误诊为异位妊娠及卵泡破裂等疾病。鉴别的方法是，盆腔淤血综合征的腹痛是一种持续性的坠痛，常可涉及两侧或一侧下肢及髋部出现酸痛乏力，并有周期性，从月经中期起始渐而加重，早上较轻，晚上较重，过劳、久坐、久站或者性交后更易加重。外阴直肠可有坠胀感，易误诊为宫旁结缔组织炎。而阑尾炎较之有固定的压痛点，可有肌紧张及反跳痛，而且有上腹部到右下腹的转移性疼痛，化验末梢血常规血细胞增高。妇科检查可发现盆腔淤血综合征的压痛点比阑尾炎压痛点低。在妊娠早期如果长久站立或者过度劳累与性生活后，容易导致慢性淤血的卵巢静脉再度急性充血而引起急性腹痛，此时很容易误诊为异位妊娠。Richter等就曾以假性宫外孕为题，报道过21例早期宫内孕因出现急性下腹痛被误诊为异位妊娠破裂而做了手术。

二、子宫内膜异位症

下腹痛、痛经与性交痛很容易误诊为子宫内膜异位症。盆腔淤血综合征患者常主诉盆腔持续性坠痛，子宫内膜异位症常主诉继发性与进行性加重的痛经，盆腔淤血综合征患者在性交时盆腔血管迅速扩张与充血，很快导致盆腔淤血状态加重，加之性交时容易触动已经淤血的后穹窿，子宫颈及其附件，因而可引起阴道深处疼痛，有的疼痛相当严重且持续时间亦长，甚则拒绝性生活，久之性欲低下。子宫内膜异位症患者的疼痛主要是在雌激素、孕激素的影响下，异位的子宫内膜发生周期性的变化出现脱落出血。时久病灶与周围组织粘连引起盆腔疼痛。子宫内膜异位症可导致盆腔淤血，因而亦有性交痛。痛经的主要原因是月经前及月经期病灶处高度充血水肿致出血，刺激了周围组织中的神经末梢引起疼痛。其典型的体征是在子宫颈的后上方或骶髂韧带处可以摸到质硬而有触痛的结节，在腹腔镜下可以看到病灶部位。B超检查可显示一侧或两侧有囊肿。

三、慢性盆腔炎

盆腔淤血综合征的下腹痛、低位腰痛、白带增多、附件增厚有压痛也极易误诊为慢性盆腔炎。慢性盆腔炎多有急性盆腔感染史，慢性炎症产生粘连及盆腔组织充血而出现下腹部坠胀疼痛与腰骶部的疼痛。特别在性交后、过度劳累和排便时及月经前后症状加重。也可有疲劳无力及植物神经紊乱症状。妇科检查子宫多呈后位、活动受限，若是输卵管炎可以触到一侧或两侧增粗并呈条索状的输卵管，伴有压痛。若为输卵管积水或输卵管卵巢囊肿，可在盆腔扪及与周围组织粘连的囊性肿物。

四、泌尿系统感染

由于膀胱、尿道与子宫阴道之间有丰富的静脉吻合支，盆腔淤血综合征患者子宫、卵巢静脉淤血时约有25%~50%病人月经前或性交后有明显的尿频尿痛等膀胱刺激症状。因此易被误诊为泌尿系统感染。但做尿常规化验无异常发现。服用泌尿系统感染药物亦无效。经外阴静脉连续造影显示，在膀胱底部由于膀胱静脉丛扩张而出现充盈缺损。膀胱镜检查可发现膀胱三角区静脉充盈水肿。

五、神经功能症与精神病

盆腔淤血综合征患者大都有植物神经紊乱症状，如头晕头痛、心烦、胸闷气短、心情忧郁、情绪低落、失眠多梦，有的对生活失去信心，悲观厌世，经心电图、CT等客观检查又查不出阳性结果，但病人十分痛苦，因此很容易误诊为神经症及精神病。必须详细询问病史及发病原因与伴随症状加以鉴别，盆腔造影可以辅助诊断。

六、肠道易激综合征

盆腔淤血综合征患者由于植物神经紊乱往往出现胃脘胀痛、恶心、食欲减退等消化道症状，容易与肠道易激综合征相混淆。但肠道易激综合征患者的腹痛多在中下腹部，并与大便习惯改变密切相关，同时出现，同时缓解。而盆腔淤血综合征患者则无这一特点。

七、风湿性关节炎

盆腔淤血综合征患者有低位腰痛、肩关节髋关节酸痛、手指发紧及全身不适等症状，容易误诊为风湿性关节炎，但风湿系列等免疫检查均无异常发现。盆腔拍片骶髋关节也显示正常。

第五节　补阳还五汤治疗盆腔淤血综合征临床观察

盆腔淤血综合征是妇科慢性盆腔疼痛的常见原因之一。虽然该病是一种常见病、多发病，但由于症状涉及范围较广，而且自觉症状与客观检查往往不相符合，在症状上又易与某些疾病相混淆，因此容易误诊。近年来，我们对42位患有该征的患者作了外周血T细胞亚群、B细胞、白细胞介素2膜受体以及NK细胞检测，结果发现患者与正常健康人比较均有显著差异，提示盆腔淤血综合征的发病与机体免疫功能紊乱有关。用补阳还五汤治疗该病疗效比较理想，现报道如下。

一、资料与方法

（1）研究对象：盆腔淤血综合征42例患者（简称盆淤组）均为门诊病人，年龄25~38岁，平均30.21±4.19岁。有人工流产史者27例，有输卵管结扎史者15例，均有足月分娩史。病程半年~9年，平均2.75±2.44年，另选择20名正常健康妇女亦作相同项目的检测并与盆瘀组作对照。年龄25~37岁，平均29.33±5.08岁。

（2）诊断标准：生育年龄妇女，已婚，有流产、分娩、输卵管结扎史，而且症状出现与这些因素有关。其他诊断条件依据《实用妇科学》"盆腔淤血症"所述。

（3）检测方法：检测项目均采用单克隆抗体间接免疫荧光技术检测法。取被检者静脉血3ml，用肝素抗凝，用等量无Ca^{2+}、Mg^{2+}+Hanks液稀释后置淋巴细胞分离液上，再以2000转/分离心20分钟，然后吸取淋巴细胞层，再用无Ca^{2+}、Mg^{2+}+Hanks液洗涤3次，调整细胞数量至$5×10^6$/ml，取50μl加入塑料反应板孔中，每孔分别加入抗人淋巴细胞单克隆抗体。测T细胞亚群时加入WuT_3/WuT_4/WuT_8；测B细胞加入B单抗；测白细胞介素2表面膜受体（mIL-2R）加入WuTac；测NK细胞加入CD_{16}单抗，均为武汉生物制品所供给。混匀后置于4℃冰箱30分钟后取出反应板，加0.1%叠氮钠2%小牛血清的Hanks液洗涤3次，加1∶16的50μl二抗（FITC标记的免抗鼠IgG，武汉生物制品所供给），置4℃冰箱30分钟，再用无Ca^{2+}、Mg^{2+}+Hanks液洗涤3次后，取混悬液滴于玻片上，在日本产OLYMPUS荧光显微镜下计数200个淋巴细胞的荧光阳性细胞，计算其百分率。

二、治疗方法

方药组成：当归20g，川芎10g，生黄芪60g，桃仁10g，地龙10g，赤芍15g，红花10g。每日1剂，水煎服。30天为一疗程，治疗前后观察免疫指标及临床症状的变化。

三、疗效分析

（1）疗效标准：临床症状消失为痊愈；临床症状减轻2/3以上为显效；症状减轻1/2以上至2/3以下为有效；症状无变化为无效。

（2）临床治疗结果：42例中痊愈14例（33.3%），显效16例（38.1%），有效7例（16.7%），无效5例（11.9%）；总有效率88.1%。

（3）T细胞亚群及B细胞变化比较：表2-2-5-1显示，盆淤组CD_3^+T细胞、CD_4^+T细胞百分率与CD_4/CD_8比值及B细胞百分率治疗前均较正常组显著降低（$P<0.05\sim0.01$），而CD_8^+T细胞却显著升高（$P<0.05$），补阳还五汤治疗后CD_3^+T细胞较治疗前显著回升（$P<0.05$）但仍未回复到正常组水平，其他指标治疗后变化不明显。

（4）mIL-2R及NK细胞变化比较（表2-2-5-1）：表中显示，盆淤组的mIL-2R及NK细胞治疗前均较正常组显著为高，差异有极显著意义（$P<0.01$）。治疗后mIL-2R与NK细胞较治疗前均明显下降（$P<0.05$），但与正常组比较仍未回复到正常水平。

表2-2-5-1 正常组及盆淤组治疗前后各项指标变化比较

项目	正常组 (20例)	盆淤组（42例）	
		治前	治后
CD_3^+T细胞（%）	61.73 ± 6.31	$51.45 \pm 5.96^{**}$	$54.38 \pm 6.18^{\triangle}$
CD_4^+T细胞（%）	44.72 ± 5.83	$40.01 \pm 7.04^{*}$	41.80 ± 5.14
CD_8^+T细胞（%）	28.63 ± 5.85	$34.14 \pm 10.27^{*}$	32.98 ± 8.33
CD_4/CD_8（%）	1.60 ± 0.31	$1.39 \pm 0.29^{*}$	1.41 ± 0.37
B细胞（%）	17.98 ± 6.44	$15.05 \pm 4.54^{*}$	16.21 ± 5.32
mIL-2R	4.11 ± 1.72	$17.36 \pm 6.83^{**}$	$14.48 \pm 5.74^{\triangle}$
NK细胞（%）	5.78 ± 2.67	$15.76 \pm 5.29^{**}$	$13.04 \pm 6.12^{\triangle}$

注：表中数据为均值 ± 标准差与正常组比较：*$P<0.05$，**$P<0.01$，△治疗前后自身比较$P<0.05$。

四、讨论

盆腔淤血综合征，顾名思义，该征的病理过程与瘀血有关，但瘀血与免疫功能的关系，目前尚缺乏深入的探讨。本资料表明，盆腔淤血综合征的免疫功能处于紊乱状态，CD_3^+T细胞、CD_4^+T细胞降低，CD_8^+T细胞升高，CD_4/CD_8比值及B细胞下降，说明患者的免疫功能处于抑制状态。白细胞介素-2及其受体在机体的免疫网络中起重要调节作用。活化的T细胞在释放IL-2时还表达IL-2R，释放的IL-2与 IL-2R结合进一步促进T细胞增殖分化产生应答。在免疫应答过程中，IL-2R的表达是淋巴细胞发挥生物学效应的前提。本文结果提示盆腔淤血综合征患者的mIL-2R表达异常，这与患者免疫调节网络紊乱有关。由于IL-2R升高，可刺激NK细胞增殖，所以患者的NK细胞较正常人显著为高。NK细胞的增高又可抑制B细胞的分化与抗体应答。

用补阳还五汤治疗后，CD_3^+T细胞得以回升，mIL-2R与NK细胞明显下降，说明该药具有免疫调节作用。现代研究表明，黄芪、当归能增强或调节免疫作用，川芎、桃仁、红花、赤芍具有免疫抑制作用。组成补阳还五汤后，体现了"低者升之，高者抑之"的双向调节免疫功能。补阳还五汤是一首益气活血的名方，盆腔淤血综合征患者绝大多数表现有乏力、疲惫等气虚证候。但其基本病理过程是盆腔淤血，所以补阳还五汤治疗该病是比较理想的方剂。它比少腹逐瘀汤更具有针对性。

（原载《中医杂志》1997年第3期）

第六节 坤血康汤治疗盆腔淤血综合征56例临床观察

盆腔淤血综合征是妇科一种常见病、多发病，是造成妇科慢性盆腔疼痛的原因之一。为探讨血瘀证与免疫功能的关系并寻找有较好疗效的方药，近年来我们用自拟坤血康汤治疗该病56例，疗效比较满意，对其中31例患者作了外周血T细胞亚群、B细胞、白细胞介素2膜受体（mIL-2R）与NK细胞的检测，并与正常组以及治疗前后比较观察，现报道如下。

一、一般资料

(一)研究对象

盆腔淤血综合征组（简称盆淤组）：本组56例均为中医妇科门诊患者，年龄26~37岁，平均28.32±3.61岁，有人工流产史者32例，有足月分娩史者24例。病程半年~10年，平均2.93±3.66年。正常组：选取20名正常健康妇女亦作同样项目的检测与盆瘀组作对照，年龄24~35岁，平均27±4.68岁。

(二)诊断标准

生育年龄妇女，已婚，有流产、分娩、输卵管结扎史，而且症状出现与这些因素有关。其他诊断条件依据《新编实用妇科学》"盆腔淤血综合征"所述。

二、方法

(一)坤血康汤治疗方法

方药组成：炙黄芪30g、当归20g、川牛膝20g、川芎15g、丹参15g、泽兰叶20g、益母草30g、赤芍15g、元胡15g、地龙12g、红花10g、桃仁10g、水蛭3g，水煎服，每天1剂分2次服。30天为1疗程，1个疗程结束后观察临床症状与免疫指标的变化。

（二）T细胞亚群、B细胞、白细胞介素2膜受体及NK细胞检测方法均采用单克隆抗体间接免疫荧光技术检测法。

三、结果

（一）疗效标准

痊愈：临床症状消失；显效：临床症状减轻 2/3 以上；有效：症状减轻 1/2 以上至 2/3 以下；无效：症状变化不大或无变化。

（二）临床疗效

56 例中，痊愈 19 例，占 33.93%；显效 23 例，占 41.07%；有效 9 例，占 16.07%；无效 5 例，占 8.93%。总有效率 91.07%。

（三）其中 31 例患者 T 细胞亚群、B 细胞、mIL-2R 与 NK 细胞治疗前后变化比较见表 2-2-6-1。

表 2-2-6-1 正常组与盆瘀组治疗前后免疫指标比（$\overline{X} \pm S$）

项目	正常组（20例）	盆淤组（31例）	
		治前	治后
CD3+T 细胞（%）	60.83 ± 5.34	58.81 ± 4.86**	59.96 ± 5.17△
CD4+T 细胞（%）	45.62 ± 5.24	43.99 ± 6.28*	44.21 ± 4.30△
CD8+T 细胞（%）	28.89 ± 3.96	30.14 ± 2.28*	29.08 ± 6.35△
CD4/CD8	1.71 ± 0.46	1.21 ± 0.39**	1.53 ± 0.38△
B 细胞（%）	18.68 ± 6.48	16.85 ± 5.66*	17.01 ± 5.83
mIL-2R（%）	4.76 ± 1.33	11.28 ± 4.78***	10.02 ± 2.69△
NK 细胞（%）	5.86 ± 3.52	14.88 ± 4.38***	13.64 ± 5.24△

注：与正常组比较 *P<0.05，**P<0.01，***P<0.001；与治疗前比较 △ P<0.05

四、讨论

盆腔淤血综合征，属中医的少腹血瘀证范畴。因大多数患者感到极度疲劳，所以在证型上又多属于气虚血瘀。血瘀证与免疫功能的关系，目前尚缺乏深入的探讨。本组资料表明：盆瘀征患者CD3⁺T细胞及CD4⁺T细胞降低、CD8⁺T细胞升高，CD4/CD8比值与B细胞下降，说明免疫功能处于抑制状态。mIL-2R升高，表明免疫调节紊乱，mIL-2R可与可溶性白细胞介素2受体（sIL-2R）竞争与白细胞介素2（IL-2）结合，起类似封闭因子的作用，从而抑制T细胞的增殖反应。由于mIL-2R升高，又可刺激NK细胞增殖，使NK细胞升高，NK细胞的增高又可抑制B细胞的分化与抗体应答。近年来发现免疫细胞亦可合成与分泌β-内啡肽（β-EP），而这种物质具有内源性的镇痛效果。盆淤征患者免疫功能紊乱与抑制，可能会引起体内β-EP的水平下降，故出现盆腔疼痛等一系列症状。用坤血康汤治疗后，免疫状态改善，症状亦随之消除或缓解。现代研究指出，黄芪、当归能增强或调节免疫作用，川芎、桃仁、红花、赤芍、益母草、丹参有免疫抑制作用，组成坤血康汤后，体现了"低者升之，高者抑之"的双向调节免疫功能。坤血康汤是在补阳还五汤的基础上加味而成，它不仅可益气活血，还能利水消瘀，是治疗盆腔淤血综合征较理想的方剂。

（原载《中国中医药科技》2000年第2期）

第七节　薏苡仁对重度功能性痛经镇痛作用的序贯试验观察

薏苡仁为禾本科植物薏苡 Coix lacryma-jobi L.var.ma-yuen（Romanet）StaPt 的种仁，有两种，一种为川谷，壳坚硬而厚，俗称菩提子；一种为薏米，壳较薄而糯，可供食用。我们选用后者治疗重度功能性痛经以观察其镇痛作用，经序贯试验证明，显效率达90%，并显著优于消炎痛加皮下注射阿托品组（P ≤ 0.01），现报道如下。

一、临床资料

（1）一般情况：本组均为中医妇科门诊患者。年龄15~27岁，平均19.6 ± 4.72岁；病程1~8年，平均2.57 ± 1.72年。

（2）诊断及疗效标准：凡在经期前后或行经期间出现剧烈难以忍受的下腹部疼痛并伴有出冷汗、面色苍白、手足发凉及呕吐、腹泻甚至晕厥，诊为重度功能性痛经者，除外器质性病变者。疗效标准：用药后腹痛消失或明显减轻，其他症状亦随之消失为显效，否则为无效。

二、治疗方法

薏苡仁组口服薏苡仁汤。服法：薏苡仁100g洗净，加水适量煎熬为稀汤，每日1次，于月经前3天开始服，服到本周期痛经消失为止。另选病情及年龄相近的病人作为对照组。以口服消炎痛加皮下注射阿托品为对照药。月经前3天开始口服消炎痛，每次25mg，1日2次，饭后服，剧烈疼痛时皮下注射硫酸阿托品0.5mg。消炎痛服到本次痛经消失为止。观察期间停用其他药物。连续观察3个周期后比较两种疗法的优劣。

三、试验方法

（1）开放型单向质反应序贯试验：试验标准：①试药的镇痛显效率$P \leqslant P_0=45\%$拒绝试药；②试药的镇痛显效率$P \geqslant P_1=90\%$接受试药；假阳性率$\alpha=0.01$，假阴性率$\beta=0.01$。

用方格坐标纸画图，横坐标代表病例数，纵坐标代表显效病例数（见图2-2-7-1）。若该例显效，则从坐标0点起向东北方向划一格斜对角线段；若无效，从0点向正东方向划一格水平线段。继而从上例所划线段终点起，根据试验结果以同一方法划线段。当试验线触及上界U时，表明结果应以标准②作结论，接受试药，试验结束；当试验线触及下界L时，表明结果应以标准①作结论，拒绝试药，试验结束。当试验线既不接触U又不接触L时，表示结果还不能肯定，还需继续试验。

根据试验预设的P_0、P_1与α、β共4个参数，查"质反应单向序贯试验边界系数表"，找出边界系数a、b值，由此可得出两直线方程：

上界（接受界限）U：$Y=a+bn=1.92+0.711n$

下界（接受界限）L：$Y=-a+bn=-1.92+0.711n$

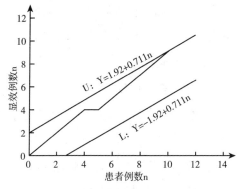

图2-2-7-1　薏苡仁对重度功能性痛经的镇痛作用（单向序贯试验）

图中表明，试验至第10例时，试验线接触U，其中显效9例，无效1例，接受试药，说明试药镇痛显效率可达90%，误认为显效的概率不超过1%。

（2）开放型单向质反应配对序贯试验：若试药显效，对照药无效，或二者均显效，但试药优于对照药，则该患者的试验为试药优、对照药差，以"S"表示优，"F"表示差，记为"SF"；若试药无效而对照药显效或二者均显效但对照药优于试药，记为"FS"；若二者均显效而且显效的程度相同或者无效，分别记为"SS"与"FF"。前两种结果称为不同对，后两种结果称为相同对，序贯试验用不同对，剔去相同对。

试验标准：①若"SF"数/"FS"数 $=\gamma_1=2.5$ 时，接受试药；②若"SF"数/"FS"数 $=\gamma_0=1$ 时，拒绝试药。前者说明试药优于对照组，后者说明试药不优于对照组。③假阳性率 $\alpha=0.01$，假阴性率 $\beta=0.01$。若第1个患者试验为"SF"，则从坐标的0点起向东北方向划一格斜对角线段，若是"FS"，则由0点向正东方向划一格水平线段。当试验线触及上界U时以标准①作结论，接受试药，试验结束；当试验线触及下界L时，以标准②作结论，拒绝试药，试验结束。若试验线既不触及U又不触及L时，表示结果尚不能肯定，还需继续试验。根据试验标准预设的γ_0、γ_1与α、β，查"质反应单向配对序贯试验边界系数表"，找出边界系数a、b值，由此可得出两直线方程：

上界（接受界限）U：$Y=a+bn=5+0.62n$

下界（接受界限）L：$Y=-a+bn=-5+0.62n$

以方格坐标纸作图，横坐标为"SF"+"FS"数，纵坐标Y为"SF"。图表2-2-7-2表明，试验至不同对为16时，试验线接触U，实际共试18对，"SF"为15，"FS"为1，剔去"FF"1对，"SS"1对，接受试药，说明试药优于对照组，结论错误的概率不超过1%。

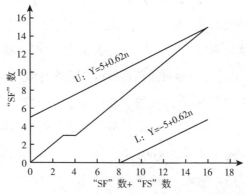

图2-2-7-2　薏苡仁对重度功能性痛经的镇痛作用（配对序贯试验）

四、讨论

重度功能性痛经患者常伴有呕吐、腹泻，此属脾虚中州不固。薏苡仁能健脾益气，渗湿利水健脾以固中州，吐泻自止，益气则气血通畅，活血逐瘀，痛可止矣。气足还可温阳固表止冷汗。故用薏苡仁治疗痛经疗效较佳。现代医学认为，痛经与子宫内膜释放前列腺素有关。痛经患者月经血中前列腺素含量异常增高，引起子宫肌肉痉挛导致局部供血不良而致痛经。现代药理研究表明，薏苡仁油低浓度对平滑肌有兴奋作用，高浓度则有抑制作用；薏苡仁素还有解热镇痛作用，其镇痛强度与氨基比林相似。本试验表明，由于用了大剂量的薏苡仁，使薏苡仁油的浓度增加，对子宫平滑肌产生了抑制效应，使痉挛的子宫平滑肌得以缓解。同时，薏苡仁素还有解热镇痛作用，因而对痛经产生了较好的镇痛效果。现代研究证明，消炎痛治疗痛经的机理是它可以抑制前列腺素的合成，但无拮抗作用。薏苡仁是否亦可抑制前列腺素的合成，还是具有拮抗作用，尚有待进一步研究。

（原载《中医杂志》1998年第10期）

第八节　痛经安汤对重度功能性痛经镇痛作用的 序贯试验

近年来，我们用痛经安汤水煎剂治疗重度功能性痛经，序贯试验证明，显效率达90%，并显著优于消炎痛加皮下注射阿托品，结论错误的概率≤0.01。疗效比较满意，现介绍如下：

一、临床资料

（1）一般情况：本组资料均为门诊患者。年龄16~31岁，平均20.38±3.63岁，病程1~6年，平均2.18±1.46年。

（2）诊断标准及治疗方法：根据《中药新药临床研究指导原则》（1993）中药治疗痛经临床表现符合气滞血瘀证者，凡在经期前或行经期间出现剧烈的难以忍受的下腹部疼痛并伴有出冷汗、面色苍白、手足发冷、呕吐腹泻，甚至晕厥，除外器质性病变。治疗以口服痛经安汤，方药组成：香附30g，川芎20g，元胡10g，白芍20g，益智仁10g，甘草10g，水煎服，一日一剂。于月经前7天开始服用，服到本周期痛经消失为止。

（3）疗效标准与对照观察方法：根据《中药新药临床研究指导原则》中药治疗痛经疗效判定标准，符合痊愈与显效者均为显效，否则为无效。采取病情相近的病人作为对照组。以口服消炎痛加皮下注射阿托品为对照药。月经前3天开始服用消炎痛，每次25mg，一日二次，饭后服用，剧烈疼痛时皮下注射硫酸阿托品0.5mg。消炎痛服用到本周期痛经消失为止。观察期间停用其他药物。连续观察3个周期后比较两种疗法的优劣。

二、试验方法

（一）以开放型单向质反应序贯试验观察痛经安汤的镇痛效果

试验标准：①试药的镇痛显效率$P \leqslant P_0 = 45\%$拒绝试药；②试药的镇痛显效率$P \geqslant P_1 = 90\%$接受试药；③假阳性率

α=0.01，假阴性率β=0.01。根据标准P_0、P_1与α、β4个值，查"质反应单向序贯试验边界系数表"找出边界系数a，b值，由此可得两直线方程：

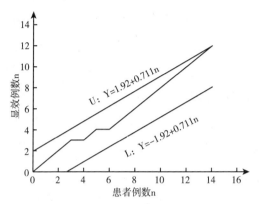

图2-2-8-1　痛经安汤对重度功能性痛经镇痛作用（单向序贯试验）

上界（接受界限）U：$Y=a+bn=1.92+0.711n$

下界（拒绝界限）L：$Y=-a+bn=-1.92+0.711n$

用方格坐标纸画图，横坐标代表病例数，纵坐标代表显效病例数（见图2-2-8-1）。若该病例显效，则从坐标0点起向东北方向划一格斜对角线段。若无效，则从坐标0点起向正东方向划一格水平线段。继而从上例所划段终点起，根据试验结果以同一方法划线段。当试验触及上界U时，表示结果应以标准②作结论，接受试药，试药结束；当试验线触及下届L时，表示结果应以标准①作结论，拒绝试药试验结束。当试验线不接触U又不接触L时，表示结果还不能肯定，还需要继续试验。

（二）以开放型单向质反应配对序贯试验观察痛经安汤与对照药镇痛作用的优劣

若试药显效，对照药无效，或二者均显效，但试验药优于对照药，则该患者的试验为试药优于对照药，以"S"表示优，"F"表示差，记为"SF"；若试药无效而对照药显效或二者都显效但对照药优于试药，记为"FS"；若二者都显效而且显效的程度相同或都无效，分别记为"SS"与"FF"，前两种结果称为不同对，后两种结果称为相同对，序贯试验用不同对，剔去相同对。

试验标准：①若"SF"数/"FS"数 $=\gamma_1=2.5$ 时，接受试药；②若"SF"数/"FS"数 $=\gamma_0=1$ 时，拒绝试药。前者说明试药优于对照药，后者说明试药不优于对照药。③假阳性率 $\alpha=0.01$，假阴性率 $\beta=0.01$，根据试验标准 γ_1、γ_0 与 α、β 4个值，查"质反应单向配对序贯试验边界系数表"，找出边界系数a、b值，由此可得出两直线方程：

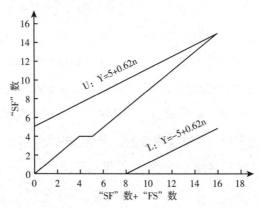

图2-2-8-2　痛经安汤对重度功能性痛经镇痛作用（配对序贯试验）

上界（接受界限）U：$y=a+bn=5+0.62n$

下界（拒绝界限）L：$y=-a+bn=-5+0.62n$

以方格坐标纸作图，横坐标为"SF"数＋"FS"数，纵坐标y为"SF"数（见图2-2-8-2）。若第一个患者试验为"SF"，则从坐标的0点起向东北方向划一格斜对角线段，若是"FS"，则由0点向正东方向划一格水平线段。当试验线触上界U时，以标准①作结论，接受试药，试验结束；当试验线触及下界L时，以标准②作结论，拒绝试药，试验亦结束。若试验线既不触及U亦不触及L时表示结果尚不能肯定，还需继续试验下去。

三、结果

图2-2-8-1表示，试验至第14例时，试验线接触U，其中显效12例，无效2例，接受试药，说明试药镇痛显效率可达90%，误认为显效的概率不超过1%。图2-2-8-2显示，试验至不同对为16时，试验线触及U，实际共试验20对，"SF"为15，"FS"为1，剔出"FF"1对，"SS"3对，接受试药，说明试药优于对照药，结论错误的概率不超过1%。

四、讨论

中医认为，痛经与气滞血瘀，寒湿凝滞，湿热瘀阻，气血虚弱，肝肾亏虚等有关系。但我们临床所见大多数患者与气滞血瘀有关。所以首选香附理气止痛为君药，气行则血行，气血通畅，通则不痛。以川芎、元胡为臣，以加强行气活血止痛之效。佐以白芍养血柔肝止痛、益智仁温脾益肾止泻，甘草补中益气调和诸药并为佐使药。现代医学认为，功能性痛经与子宫平滑肌痉挛或经期前列腺素释放水平过高，引起子宫平滑肌及血管痉挛性收缩有关。也与不良的精神刺激有关。有研究表明，香附可以使子宫平滑肌松弛，收缩减弱，香附醇有镇痛作用。川芎中的丁烯基酞内酯和丁基酞内酯有很强的抑制子宫收缩的作用。白芍有较好的解痉作用。对离体的肠管与胃的运动以及子宫平滑肌均表现抑制作用。芍药苷还明显抑制催产素引起的子宫收缩，芍药苷的这种作用与甘草的甲醇提取成分FM100表现为协同作用。益智仁的甲醇提取物可抑制前列腺素合成酶的活性。益智仁还能抑制肠管收缩。甘草煎液对离体肠管有明显的抑制作用，若肠管处于痉挛状态时则有明显的解痉作用。重度痛经患者伴恶心、呕吐、腹泻、少腹冷痛，出冷汗与前列腺素F2α引起的胃肠平滑肌痉挛性收缩有关。故用痛经安汤治疗后诸症均能缓解或消失，收到满意效果。

第九节　针灸中药治疗功能性子宫出血的疗效观察

针灸与中药治疗功能性子宫出血（以下简称功血）的病例屡有报道，但比较几种治疗方法的优劣则报道甚少。近年来，我们应用艾灸、针刺与中药治疗功血患者142例，并分组进行了比较观察，现介绍如下。

一、临床资料

（一）一般资料

本组病例均为门诊患者。年龄14~49岁，平均年龄29.24±10.21岁。青春期功血35例，生育期功血78例，更年期功血29例。病程6个月~11年，平均2.88±2.16年。

（二）诊断标准

排除全身性疾病及生殖器官器质性病变引起的子宫出血。临床上表现为不规则的子宫出血，月经周期紊乱，经期延长，血量增多，基础体温（BBT）多为单相，或周期正常而经期延长，血量增多，月经前后淋漓不断或月经中间出血者。

（三）中医辨证分型

实热型：出血量多或淋漓不断，血色鲜红或绛红，质稠，头晕，口渴欲饮，少腹疼痛，拒按，舌质红，苔黄，脉弦数。

脾虚型：出血量多，血色淡红，质稀薄，面色黄白，神疲乏力，头晕，脘腹胀满，怕冷，舌质淡胖，有齿痕，苔薄白，脉虚弱。

肾虚型：出血持续不断或突然大出血，血色暗红或呈褐色，质稀，腰困，耳鸣，形寒肢冷，小便频，舌质淡红、少苔，双尺脉应指较弱。

二、观察方法

（一）分组、取穴与治疗

将病情、年龄相近的患者随机分为4组：针刺组（35例），艾灸组（33例），中药组（40例），中药加针刺组（34例）。针刺组与艾灸组取穴相同，均取关元、子宫（双）、三阴交（双）、次髎为主穴。止血加合谷、隐白。实热型加血海、太冲，脾虚型加足三里（双），肾虚型加阳关。艾灸组用艾绒做成半截枣核大小的艾炷，将鲜生姜切成0.2~0.3厘米厚的薄片，底面积要大于艾炷底面，并用针刺多孔，置于施灸的穴位上隔姜艾灸。点燃艾炷，待烧尽感到灼痛时立即更易艾炷，每穴5壮，以不起泡，皮肤潮红为度。针刺组选用不锈钢毫针，以常规刺法进行、手法虚补实泻留针15分钟。针刺与艾灸均每隔3天1次，5次为1疗程，5个疗程结束后总结疗效。

（二）中药方剂及用法

1.止血方剂：党参20g、旱莲草20g、侧柏炭15g、生地30g、益母草20g、黄芩10g、焦地榆30g、炒蒲黄10g、大小蓟各15g、木贼10g。水煎服，每日一剂。

2.调经方剂：肾虚型：熟地30g、当归12g、仙灵脾15g、枸杞子15g、菟丝子15g、覆盆子15g、巴戟天10g、山芋肉15g、鹿角胶10g。脾虚型加党参15g、黄芪20g。实热型加黄芩10g、黄柏10g。水煎服，每日一剂。中药组流血期间服止血方剂，血止后服调经方剂。调经方剂服30剂为1疗程，2个疗程结束后总结疗效。

3.中药加针刺组在服上述中药的同时，于月经周期的第15~17天加刺关元、子宫（双）、三阴交（双）、次髎以促排卵，每日1次，留针15分钟。月经期间5天以内暂停针灸与服中药。观察所得数据用Ridit方法分析统计。

三、观察结果

（一）疗效标准

痊愈：各类型功血经期出血均在7天以内。青春期功血曾建立周期者恢复正常周期，未建立周期者周期达26~32天，或基础体温由单相变为双相，周期紊乱得以纠正，经血量正常。更年期周期在26天以上或较快达到绝经期。生育期恢复正常周期或周期在26~32天以内。好转：各类功血经期出血持续在10天以内、月经量减少1/3~2/3。青春期周期有1~2个正常，生育期周期有1~2个正常，更年期周期在22天以上或稀发。无效：各类功血出血在10天以上，经量如前，周期均无改善。

（二）治疗结果各组疗效比较（见表2-2-9-1）

表2-2-9-1　各组疗效比较

分组	例数	痊愈	好转	无效	有效率（%）
针刺组	35	12	11	12	65.71
艾灸组	33	17	13	3	90.90
中药组	40	13	14	13	67.50
中药加针刺	34	22	9	3	91.18

142例中，痊愈64例，占45.07%，好转47例，占33.09%；无效31例，占21.84%，总有效率为78.17%。针刺组与艾灸组比，两组差异有显著意义（$P<0.05$）。中药组与艾灸组比，差异显著（$P<0.05$），与针刺组比，差异不显著（$P>0.05$）。中药加针刺组的疗效显著高于针刺组与中药组的疗效（$P<0.01$），

与艾灸组比无显著意义（P>0.05）。

四、讨论

功血在中医属崩漏范畴。该病在用中药和西医治疗上都有一定困难，因此我们想到用针灸治疗并加以比较。从表中可以看出，艾灸组的疗效显著高于针刺组与中药组。但该疗法往往不被人们重视。它不仅简便易行，而且花钱少、痛苦小，实为一种值得推广的良好方法。中药组与针刺组虽然疗效较低，但两者无显著性差异，这一结果亦显示了针刺治疗功血的优越性，因它较之服中药在经济上更廉价。值得注意的是，中药加针刺后疗效显著提高，这可能因服中药后，体内雌激素水平有一定变化，在此情况下针刺可触发排卵或调整内分泌水平。另外中药加艾灸效果是否会更好一些，还有待进一步观察。

（原载《中国针灸》1995年第3期）

第十节　坤宁汤治疗子宫出血的序贯试验

自拟坤宁汤治疗子宫出血患者，获得比较满意疗效。用序贯试验观察，有效率达85%，并显著优于肌注止血敏，现报道如下。

一、临床资料

（1）病例来源：所治病例均系门诊患者，年龄15~43

岁：其中功能性子宫出血28人，子宫肌瘤3人，慢性子宫内膜炎2人。

（2）药物组成：坤宁汤方：由黄芪30g、党参20g、生石膏30g、益母草30g、侧柏叶20g、夏枯草20g、黄芩15g、炒蒲黄10g、生龙牡各30g。日1剂，水煎服，6剂为1个疗程。同期选病情相近、年龄、体质等条件接近的患者肌注止血敏作为对照组，0.5g/次，每日2次，病例随机选取。

（3）疗效标准：口服坤宁汤或肌注止血敏后，在1~6天内子宫出血停止者为有效，7天以上仍未止血或还需加用其他方法才能止血者为无效。

二、试验方法

（一）开放型单向质反应序贯试验对坤宁汤止血作用的观察

试验标准：①试药止血有效率$P \leqslant P_0 = 35\%$拒绝试药；②试药止血有效率$P \geqslant P_1 = 85\%$接受试药；③假阳性率$\alpha = 0.01$，假阴性率$\beta = 0.01$。根据试验标准P_0、P_1与α、β4个值，查质反应单向序贯试验边界系数表，得出边界系数a、b的值，由此可得出两直线方程：

上界（接受界限）U：$Y = a + bn = 1.95 + 0.623n$

下界（拒绝界限）L：$Y = -a + bn = -1.95 + 0.623n$

用方格坐标纸画出U与L直线，横坐标代表试验病例数，纵坐标代表显效病例数（见图2-2-10-1）。如果该例有效，则从坐标0点起向东北方向划一格斜对角线段。若无效，则从坐标0点起向正东方向划一格水平线段。继而依次从前一例所划线段之终点起，根据试验结果用同样方法再划线段。当试验线段触及上界U时，表明结果应以标准②作结论，接受试药，试验结束。当试验线段触及下界L时，表明结果应以标准①作结论，拒绝试药，试验结束。若试验线既不触及U亦不触及L时，表明结果尚不能肯定，还需继续试验。

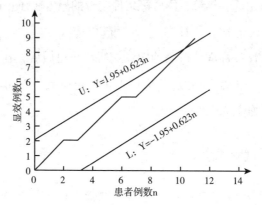

图2-2-10-1　坤宁汤治疗子宫出血的单向序贯试验

（二）质反应单向配对序贯试验对坤宁汤与止血敏的对照观察

如果试药有效而对照药无效，则该病人的试验为试药优，对照药差，以"S"表示优，"F"表示差，于是上述试验结果可记为"SF"；如果试药无效而对照药有效，则可记为"FS"。若二者都有效或都无效，分别记为"SS"或"FF"。前两种结果称为不同对，后两种称为相同对，序贯试验用不同对，弃去相同对。

试验标准：①如果"SF"数／"FS"数 $=\gamma_1=2$ 时，则结论

为试药优于对照药，接受试药；②如果"SF"数／"FS"数 $=\gamma_0=1$ 时，则结论为试药不优于对照药，拒绝试药；③假阳性率 $\alpha=0.01$，假阴性率 $\beta=0.01$。根据试验标准 γ_1、γ_0 及 α、β 4个值，查质反应单向配对序贯试验边界系数表，找出边界系数 a、b 值，由此可得出两直线方程：

上界（接受界限）U：$Y=a+bn=6.6+0.59n$

下界（拒绝界限）L：$Y=-a+bn=-6.6+0.59n$

用方格坐标纸作图，横坐标代表不同对总数，即"SF"数＋"FS"数；纵坐标代表"SF"数（见图2-2-10-2）。若第一个患者试验为"SF"，则由坐标O点起往东北方向划一斜对角线段；若是"FS"，则从O点往正东方向划一水平线段继而从上例终点起，根据试验结果按同样方法划线段。当试验线段触及上界U时，则应按标准①作结论，接受试药，试验结束。当试验线段触及下界L时，则按标准②作结论，拒绝试药，试验结束。若试验线不能触及U或L时，表明结果仍不能肯定，还需继续试验。

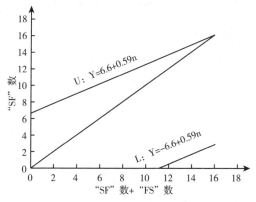

图2-2-10-2　坤宁汤治疗子宫出血的配对序贯试验

三、结果

由图2-2-10-1可以看出，试验到第11例时，试验线接触U线，其中2例无效，9例有效。表明坤宁汤的有效率达85%，误认为有效的概率不超过1%。由图2-2-10-2可以看出，当试验到不同对数为16对，试验线触及U线，应接受试药。实际共试验22对，其中"SF"16对，"FS"为0对，弃去"SS"3对，"FF"3对。表明坤宁汤治疗子宫出血的止血作用显著优于肌肉注射止血敏，结论错误的概率不超过1%。

四、讨论

坤宁汤中以黄芪、党参固中补气，气足则易摄血，固中以加强脾的统血功能。以生石膏、侧柏叶、黄芪、夏枯草清热，不致使血因热而妄行。益母草、蒲黄均有收缩子宫的作用，生石膏，生龙牡含有丰富的钙质，可提高血钙浓度，有助于血液凝固。夏枯草、益母草、黄芪均有利尿降压作用，亦有助于止血。生龙牡、侧柏叶有收涩作用。益母草、蒲黄还可活血化瘀。离经之血皆为瘀，瘀血不去，新血难安。本方具有益气、清热、缩宫、固涩与促血凝、降血压以及逐瘀生新等作用，不论脾虚、血热还是虚中挟瘀都适用，尤其对功能性的子宫出血更优于器质性者，多数患者，服药后1~3天即可止血。

（原载《中国中医药科技》1995年第2期）

第十一节 "黄蜈散"I号方治疗宫颈核异质细胞71例临床分析

在女性生殖器的恶性肿瘤中，子宫颈癌占第一位。近年来，通过大量的研究证明，绝大多数的宫颈癌是逐渐发生的，癌前期病变往往在一个相当长的时间内是可逆的。因此，积极治疗癌前期病变，对防治子宫颈癌，有着重要的意义。

从1975年11月至1980年11月，我们用中药制剂"黄蜈散"I号方治疗宫颈核异质细胞共71例，现小结如下。

一、材料和方法

（1）"黄蜈散"I号方的药物组成：黄柏64%，轻粉13%，蜈蚣7%，冰片3%，麝香0.7%，雄黄12.3%。

（2）制作方法：将上述各药去杂质、焙干，分别研磨成细末，过100目筛后，按处方中规定的剂量混合，备用。在研磨冰片时，应与其他药粉一起研磨，以免冰片粘于器皿上难于取下。药物研磨好后，密闭存藏。研磨用的乳钵，使用前应酒精消毒。

（3）使用方法：用窥器撑开阴道，暴露宫颈，用干棉球拭净阴道及宫颈分泌物。在预先制成的专用棉球上（扁形而且较宫颈稍大，中央贯穿长棉线，无菌干燥），撒药粉1g左右，用长柄镊子送入阴道，使药粉紧贴于宫颈上。棉球线头留于阴道外，待24小时后，患者自行拉出棉球。轻者1周上药1次，重者1周上药2~3次。

（4）注意事项：治疗期间，避免性生活，月经或怀孕期间停止上药。

二、结果

（一）总疗效

71例中，逆转为巴氏 I 级者 11 例，逆转率为 15.5%，逆转为巴氏 II 级者 60 例，逆转率为 84.5%。总逆转率为 100%。

（二）患者年龄构成（表2-2-11-1）

表2-2-11-1　患者的年龄构成

年龄组	26~29	30~39	40~49	50~59	60以上	合计
例数	2	13	39	16	1	71
%	2.8	18.3	54.9	22.6	1.4	100

71 例患者中，以 40~49 岁年龄组所占比例最大，为 54.9%；其次为 50~59 岁年龄组，占 22.6%；再次为 30~39 岁年龄组，占 18.3%；而 26~29 岁和 60 岁以上这两个年龄组构成比例最小，分别为 2.8% 与 1.4%。

（三）患者的宫颈局部外观（表2-2-11-2）

表2-2-11-2　患者的宫颈局部外观

局部外观	糜烂	光滑	合计
例数	60	11	71
%	84.5	15.5	100

从表中看出，71例患者中，局部糜烂者占84.5%，宫颈光滑者占15.5%。前者是后者的5.5倍。

（四）宫颈局部外观治疗前后的变化（表2-2-11-3）

表2-2-11-3　宫颈局部外观治疗前后的变化

治疗前	糜烂			光滑		合计
治疗后	光滑	基本治愈	无效	光滑	糜烂	
例数	33	22	5	11	0	71
%	46.5	31	7.0	15.5	0	100

宫颈局部外观为糜烂者，经治疗后出现三种不同的效果：①光滑—为完全治愈，而且鳞状上皮增生较厚，肉眼观察十分光滑；②基本治愈—糜烂面完全被鳞状上皮覆盖，仅上皮较薄；③无效—仅有部分鳞状上皮增生或无变化，肉眼观察仍然有糜烂面。原为糜烂治疗后变为光滑者有33例，占46.5%；糜烂基本治愈者有22例，占31%；无效者有5例，占7.0%。原为光滑者11例，经治疗后局部仍为光滑，占15.5%。

（五）患者的宫颈涂片核异质细胞分度构成（表2-2-11-4）

表2-2-11-4　患者的宫颈涂片核异质细胞分度构成

核异质分度	轻	中	重	不明	合计
例数	32	17	6	16	71
%	45.1	23.9	8.5	22.5	100

核异质细胞以轻、中、重三度分类。轻度者，核略大，

比正常大1/2倍左右，数目较多，核有轻度的不规则，轻度深染。中度者，核比正常大1倍左右，数目较多，中度不规则，染色深，有明显颗粒。重度者，核比正常大1~2倍，有明显的不规则，但数目较少，深染色，颗粒比较粗。71例中，轻度最多，占45.1%；中度次之，占23.9%；重度最少，占8.5%。

（六）治疗次数的比较（表2-2-11-5）

表2-2-11-5　治疗次数比较

疗次	4~10	11~20	21~30	31~40	41~50	51以上	合计
例数	13	30	17	4	3	4	70
%	18.3	42.3	23.9	5.6	4.3	5.6	100

治疗次数以11~20次者最多，占42.3%；其次为21~30次者，占23.9%；再次为4~10次者，占18.3%。绝大部分患者经过4~30次的治疗，收到逆转的效果。

（七）远期疗效（表2-2-11-6）

表2-2-11-6　64例随访结果

逆转后	近期治疗结果	随访结果		合计
间隔时间	（巴氏分级）	巴氏分级	例数	
		Ⅰ	0	
	Ⅰ	Ⅱ	0	
半年		Ⅲ	0	
				21
		Ⅰ	3	

续表

逆转后间隔时间	近期治疗结果（巴氏分级）	随访结果		合计
		巴氏分级	例数	
半年	Ⅱ	Ⅱ	16	
		Ⅲ	2	
1年	Ⅰ	Ⅰ	1	
		Ⅱ	1	
		Ⅲ	0	
				11
	Ⅱ	Ⅰ	3	
		Ⅱ	6	
		Ⅲ	0	
2年	Ⅰ	Ⅰ	0	
		Ⅱ	1	
		Ⅲ	0	
				14
	Ⅱ	Ⅰ	1	
		Ⅱ	12	
		Ⅲ	0	
3年	Ⅰ	Ⅰ	0	
		Ⅱ	0	
		Ⅲ	0	
				13
	Ⅱ	Ⅰ	4	
		Ⅱ	9	
		Ⅲ	0	

名老中医张永洛学术思想与临床治验荟萃

续表

逆转后间隔时间	近期治疗结果（巴氏分级）	随访结果		合计
		巴氏分级	例数	
4年	Ⅰ	Ⅰ	1	3
		Ⅱ	0	
		Ⅲ	0	
	Ⅱ	Ⅰ	1	
		Ⅱ	1	
		Ⅲ	0	
5年	Ⅰ	Ⅰ	1	2
		Ⅱ	1	
		Ⅲ	0	
	Ⅱ	Ⅰ	0	
		Ⅱ	0	
		Ⅲ	0	

　　71例患者中，有4例因工作单位远未能前来复查，随访率为94.4%。有3例逆转后随访不足半年。64例随访结果见表2-2-11-6。随访分半年组（21例），一年组（11例），二年组（14例），三年组（13例），四年组（3例），五年组（2例）。

　　从表2-2-11-6可以看出，在半年组中复发2例，复发率为3.1%，复发的2例患者中，一例年龄为51岁，原有I度宫颈糜烂，于1980年10月、11月以及1981年3月、9月，共上药

14次，宫颈糜烂基本愈合，但宫颈涂片于1981年3月转为巴氏Ⅱ级后，1981年9月复查又变为巴氏Ⅲ级。继而1981年10月又上药8次后，于1981年10月、11月与1982年2月三次复查，均为巴氏Ⅱ级。另一例患者年龄为54岁，于1977年8至9月共上药9次，原来宫颈光滑，治疗后仍光滑。该患者未及时复查，于1981年3月复查转为巴氏Ⅱ级，1981年9月随访复发为巴氏Ⅲ级。该患者又于1982年4月上药一次后，复查2次皆为巴氏Ⅱ级。

三、小结

通过"黄蜈散"Ⅰ号方对宫颈核异质细胞71例临床观察，以40~49岁者所占比例最多，为54.9%，与有的文献记载的子宫颈癌最多见于40~49岁的结论在年龄上完全一致，说明核异质细胞与宫颈癌有确定关系。宫颈糜烂的患者比宫颈光滑的患者所占比例亦多，为84.5%，前者是后者的5.5倍。在治疗后，糜烂基本治愈者有22例，占31%。原为宫颈光滑者11例，治疗后仍然光滑，表明核异质细胞与宫颈糜烂也可能有一定关系。因而治疗宫颈糜烂对核异质细胞的逆转会有一定的作用。在71例患者中，以轻度核异质细胞最多，占45.1%，这可能是由于慢性炎症的刺激，可能变为核异质细胞。

在半年至5年随访中，有2例患者复发为巴氏Ⅲ级。第一例可能与患者治疗中断有关。第二例患者治疗次数为9次，这比绝大多数患者治疗次数11~30次相对为少，因而疗效不太巩固。这两例患者后来延长疗程，继续上药，又由巴氏Ⅲ级逆转为巴氏Ⅱ级。故在治疗中因某些因素影响而导致复发者，如继续用药治疗，仍可产生再逆转作用。

（原载《山西医药杂志》1983年第1期）

第十二节　温经汤治疗子宫内膜异位症45例临床观察

子宫内膜异位症是产生盆腔淤血综合征的主要原因之一。我们用温经汤治疗子宫内膜异位症，并做了外周血T淋巴细胞与NK细胞的检测、疗效比较满意，现报道如下。

一、临床资料

（1）一般资料：本组资料均来自中医妇科门诊，共45例。有盆腔痛者21例，无盆腔痛者24例，治疗前均有痛经史，按Andersch and Milson对痛经分度的评分方法：无痛经2例、轻度23例、中度11例，重度9例。年龄21~42岁，平均31.34岁。病程1~12年，平均5.81年。子宫内膜内在性2例，外在性43例。对照组40例，有盆腔痛18例，无盆腔痛22例。无痛经1例，轻度21例，中度10例，重度8例。年龄20~43岁，平均32.36岁。病程1~10年，平均6.01年。子宫内膜内在性2例，外在性38例。

（2）诊断标准：按1990年中西医结合研究会西安会议拟订的诊断标准。

二、治疗与检测方法

（1）治疗组：用温经汤煎剂。方药组成：吴茱萸6g、当归20g、赤芍15g、川芎10g、党参12g、桂枝10g、阿胶10g、丹皮10g、生姜6g、甘草6g、清半夏6g、麦冬6g，水煎服。每天一剂。3个月为一疗程。

（2）对照组：口服安宫黄体酮，自月经周期第6~25天服药，每次4mg，每日1次，连服3个周期。

（3）T细胞亚群与NK细胞检测方法 采用单克隆抗体间接免疫荧光技术检测法。取被检者静脉血3ml，用肝素抗凝，用等量无Ca^{2+}、Mg^{2+}Hanks液稀释后置淋巴细胞分离液上，再以2000rpm离心20min，然后吸取淋巴细胞层，再用无Ca^{2+}、Mg^{2+}Hanks液洗涤3次，调整细胞至5×10^6/ml，取50μl加入塑料反应板孔中，每孔分别加入抗人淋巴细胞单克隆抗体（测T细胞亚群加入WuT_3、WuT_4、WuT_8；测NK细胞加入CD16单抗，均为武汉生物制品所供给），混匀后，置于4℃冰箱30min后取出反应板，加含0.1%叠氮钠2%小牛血清的Hanks液洗涤3次，加1：16的50μl二抗CFTTC标记的兔抗鼠IgG（武汉生物制品所供给），置4℃冰箱30min，再用无Ca^{2+}、Mg^{2+}Hanks液洗涤3次后，取混悬液滴于玻片上，在日本产OLYMPUS荧光显微镜下计数200个淋巴细胞的荧光阳性细胞，计算其百分率。

另取12名年龄相近的健康妇女作T细胞亚群与NK细胞检测，以资对照。疗效结果用Ridit分析，实验室检测结果采用t检验。

三、结果

（1）疗效标准：据1990年中西医结合西安会议拟订的疗效标准。①痊愈：症状（瘀血）全部消失，盆腔包块等局部体征基本消失，不孕者1年以后怀孕。②显效：症状（瘀血）基本消失，盆腔包块缩小（月经周期的同时期治疗前后B超对比），局部体征虽存在，但不孕者3年之内怀孕。③有效：症状减轻，盆腔包块大小无改变（月经周期的同时期治疗前后B超对比），停药3个月后症状不加重。④无效：主要症状无变化或恶化，盆腔包块与治疗前相同。

（2）疗效：治疗组45例，痊愈7例，显效14例，有效17例，无效7例，总有效率84.44%，对照组40例，痊愈3例，显效8例，有效14例，无效15例，总有效率62.50%。用Ridit分析法二者差异有显著性（P<0.05）。

（3）实验室检测结果见表2-2-12-1。

表2-2-12-1　温经汤治疗内膜异位症治疗前后T细胞亚群及NK细胞比较（$\overline{X} \pm S$）

组别		n	CD_3^+ T细胞（%）	CD_4^+ T细胞（%）	CD_8^+ T细胞（%）	CD4/CD8	NK（%）
正常组		12	62.984.53△#	44.91±5.29△#	29.88±5.03	1.59±0.35*	6.53±3.19△#
内异组	治疗前	14	53.13±6.83	35.14±5.81	26.16±7.42	1.33±0.28	2.01±3.14
	治疗后		58.12±5.57*	39.90±4.78*	28.11±6.13	1.47±0.33	4.14±2.26*

注：与内异组治疗前比△ P<0.01，*P<0.05；与内异组治疗后比#P<0.05

用温经汤治疗的45例患者中，有21例同意接受治疗前后作T细胞亚群与NK细胞的检测，但疗程结束后又有14例作了复查。从表中可以看出，治疗前CD3⁺T细胞、CD4⁺T细胞的百分率、CD4/CD8的比值及NK细胞的百分率均显著降低，经用温经汤治疗后，除CD4/CD8比值变化不大外，其余均显著回升（$P<0.05$），但仍未达到正常人水平。

四、讨论

子宫内膜异位症，在中医属痛经或癥积范畴，二者均与盆腔淤血有关，故子宫内膜异位症的患者往往兼有盆腔淤血综合征。其瘀血与气虚和经寒有关。因虚寒则易导致瘀血。温经汤中党参可以补气，吴茱萸、桂枝、生姜可温经散寒，当归、川芎、赤芍、丹皮可活血化瘀，半夏、甘草、麦冬、党参补脾和胃以助生化之源，阿胶养血和血。故本方具有温经止痛散积消癥之功。温经汤首载于《金匮要略》，旨在治疗"瘀血在少腹不去"，所以用来治疗子宫内膜异位症颇为吻合。现代医学认为，子宫内膜异位症与机体免疫功能紊乱有关。Wybran等认为免疫细胞上存在阿片受体，阿片肽与免疫系统有一定关系。Vercellini等指出子宫内膜异位症病人NK细胞功能的缺陷在该病的发生发展中是一个很重要的因素。本组资料结果表明，子宫内膜异位症患者的CD3⁺T细胞、CD4⁺T细胞百分率与CD4/CD8比值以及NK细胞百分率均较正常人为低，这一结果与上述观点相符。据报道，党参、当归、麦冬、甘草、阿胶均有调节免疫功能的作用。温经汤治疗后，不仅使CD3⁺T细胞、

CD4$^+$T细胞百分率与CD4/CD8比值回升，而且增强了NK细胞的活性，可见通过中药免疫治疗子宫内膜异位症是一个较好的途径。另有报道，排卵期障碍的病例使用温经汤治疗后可引起激素的月经日变动，对卵巢功能不全患者有明显效果，可促进性腺激素的节律性分泌。因而提示，温经汤还可通过调节妇科内分泌来治疗子宫内膜异位症。

（原载《中国中医药科技》1998年第4期）

第十三节 保胎汤治疗先兆流产效果的序贯试验观察

我们用中药煎剂保胎汤治疗先兆流产，经序贯实验证明，有效率达90%，并显著优于黄体酮，临床疗效比较满意，现介绍如下。

一、临床资料

（一）一般情况

病例均为中医妇科门诊病人，年龄24~32岁，平均26.32 ± 3.89岁，有人流史者2例。

1.诊断标准及治疗观察方法：

诊断标准：以高等医药院校教材第四版《妇产科学》诊断方法为标准。

治疗方法：口服保胎汤。方药组成：菟丝子15g，续断12g，杜仲炭10g，白术15g，阿胶12g，生地15g，桑寄生12g。

水煎服，一日一剂，每剂煎两次。服到阴道出血停止，彩超提示宫内胚胎发育正常，可以继续妊娠。另取病情、体质、年龄相近的患者作为对照组。患者给予肌注黄体酮，疗程视病情而定，每日肌注20mg。

2.疗效标准：在治疗期间，阴道出血逐渐或明显减少直至出血停止，下腹部无不适，彩超胚胎正常为有效，否则为无效。

二、试验方法

（一）以开放型单向质反应序贯试验观察保胎汤的保胎效果

试验标准：①试药的保胎有效率$P \leqslant P_0 = 45\%$，拒绝试药；②试药的保胎有效率$P \geqslant P_1 = 90\%$，接受试药；③假阳性率$\alpha = 0.01$，假阴性率$\beta = 0.01$。根据试验标准P_0、P_1、α、β 4个值，查质反应单向序贯实验边界系数表，找出边界系数a与b值，由此得出两直线方程：

上界（接受界限）U：$y = a + bn = 1.92 + 0.711n$

下届（拒绝界限）L：$y = -a + bn = -1.92 + 0.771n$

用方格坐标纸画出U与L线，横坐标代表病例数，纵坐标代表显效病例数（见图2-2-13-1）。若该例有效，则以坐标0点起向东北方向划一格斜对角线段，若无效，从0点向正东方向划一格水平线段。继而从上例所划线段的终点起，根据试验结果以同一方法划线段。当试验线段触及上界U时，表示结果应从标准②作结论，接受受试者，试验结束。当试验线接触下界L时，表明结果应以标准①作结论，拒绝试药，试验结束。当试验线段既不接触U也不接触L时，表示结果还未肯定，还需继续试验。

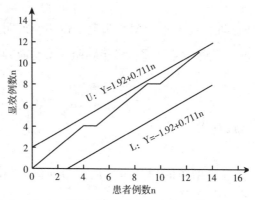

图2-2-13-1　保胎汤治疗先兆流产效果的单向序贯试验

（二）以开放型单向质反应配对序贯试验观察保胎汤与对照药疗效作用的优劣

若试药有效，对照药无效，或二者均有效但试药优于对照药，则该患者的试验试药优于对照药，以"S"表示优，"F"表示差，记为"SF"；若试药无效而对照药有效或二者均有效但对照药优于试药，记为"FS"；若二者都有效而且有效的程度相同或都无效，分别记为"SS"与"FF"。前两种结果称为不同对，后两种结果称为相同对。序贯实验用不同对，剔去相同对。

试验标准①若SF数/FS数 $=\gamma_1=2.5$ 时，接受试药；②若SF数/FS数 $=\gamma_0=1$ 时，拒绝试药。前者说明试药优于对照药，后者说明试药不优于对照药。③假阳性率α=0.01，假阴性率β=0.01。根据试验标准γ_1、γ_0与α、β4个值，查质反应单向配对序贯试验边界系数表找出边界系数a、b值，由此可得出两直线方程：

上界（接受界限）U：y=a+bn=5+0.62n

下界（拒接界限）L：y=-a+bn=-5+0.62n

以方格坐标纸作图，横坐标为"SF"数＋"FS"数，纵坐标为"SF"数（见图2-2-13-2）。若第一个患者试验为"SF"，则从坐标的0点起向东北方向划一格斜对角线段，若是"FS"，则由0点起向正东方向划一格水平线段，当试验线触及上界U时，以标准①作结论，接受试药，试验结束。当试验段触及下界L时，以标准②作结论，拒绝试药。试验亦结束。当试验线段既不接触U，亦不接触L时，表示结果尚未肯定，还需继续试验下去。

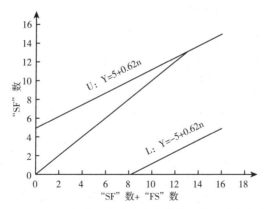

图2-2-13-2 保胎汤治疗先兆流产效果的配对序贯试验

三、结果

图2-2-13-1表明，试验至第13例时，试验线接触U，其中有效11例，无效2例，接受试药。说明试药保胎率可达90%，误认为有效的概率不超过1%。图2-2-13-2表明，试验值不同对为13时，试验线段接触及U，实际共试验18对，"SF"为13对，"FS"为0，剔去"FF"2对，"SS"3对。接受试药，说明试药优于对照药，结论错误的概率不超过1%。

四、讨论

先兆流产，在中医属于胎漏。治疗方法重在补肾，中医认为肾主生殖，开窍于二阴，司开合。胎漏说明肾气不足、开合失职，故漏下出血。故保胎汤中以菟丝子为君药，续断、杜仲为臣药，佐以白术和中安胎，健脾化湿，脾主统领血液，使血液循脉运行，脾健则胎漏下血停。阿胶在《神农本草经》中被列为上品，用于腰腹痛，女子下血、安胎等。研究表明阿胶除含钙质外，还能通过甘氨酸促进钙的吸收，使血钙升高，而钙离子又可止血。生地可凉血止血，此为水克火也。桑寄生补肝肾，安胎元，治妊娠漏血、胎动不安。此外，杜仲炭也可以止血，它与桑寄生都可以降血压，血压偏低也利于止血。杜仲还有一定的镇静安神作用，使心神镇静，情绪放松，也有利于安胎。所以保胎汤的治疗就会显著提高。

第三章
内科诊治经验

第一节　女性白塞病病损部位及相关因素分析

本文对78例女性白塞病的好发年龄、病损部位、病程长短、主要症状、诱发因素以及初潮年龄、职业婚姻与反复发作等特点作了归纳分析。结果表明，本病的发生与卵巢内分泌功能密切相关。好发年龄为15~44岁，平均初潮年龄显著为小，好发部位与复发率均以口腔为最，诱发因素以春季为主，已婚者的构成比显著高于未婚者。局部病损的间隔时间无一定规律，病损同时出现的组合关系不一，病程最短7天，最长22年，以半年到五年者居多。

一、资料来源

本组资料均系1981年以来的门诊病历。

二、结果与分析

（一）患者的年龄分布

表2-3-1-1 患者的年龄分布

年龄组（岁）	14	15~24	25~34	35~44	45~54	55以上	合计
例数	1	14	25	33	4	1	78
百分率（%）	1.28	17.95	32.05	42.31	5.13	1.28	100

年龄最小者14岁，最大60岁，15~44岁组中有72例，占总数的92.31%。而且在本组中，随着年龄的增加，构成比呈递增趋势，并以35~44岁年龄组最多，占42.31%。14岁仅1例，45岁以上仅5例（表2-3-1-1）。

（二）与职业、婚姻关系

在本组病例中，工人38例，科技人员13例，干部2例，家庭主妇9例，农民4例，教师5例，学生7例。已婚者60例，占78.21%，未婚者18例，占21.79%。

（三）病损部位及其分布情况

表2-3-1-2 病损部位及其分布

病损部位及分布情况	前阴口腔	前阴口腔皮肤	前阴口腔眼皮肤	前阴眼皮肤	前阴口腔眼	合计
例数	38	23	4	12	1	78
百分率（%）	48.72	29.49	5.13	15.38	1.28	100

本组病例原因皆有溃疡，其中小阴唇受蚀者50例，占64.10%，大阴唇受蚀者8例，大小阴唇均受蚀者16例，蚀于尿道口者3例，蚀于阴道壁者1例。联合受损部位见表2-3-1-2。

（四）两个以上病损的先发部位及第1、2病损出现的间隔时间

表2-3-1-3 病损先发部位

病损先发部位	前阴	口腔	皮肤	前阴口腔	前阴口腔眼	前阴皮肤	合计
例数	15	36	12	12	1	2	78
百分率（%）	19.23	46.15	15.38	15.38	1.28	2.56	100

第1、2病损间隔时间：同时出现者14例，间隔10天以内者12例，间隔11至30天者4例，30天至半年者1例，半年至1年者3例，1年至2年者5例，2年至5年者5例，5年至10年者4例，10年以上者5例，无记载者25例（表2-3-1-3）。

（五）患者病程

表2-3-1-4 患者病程

病程	7~30天	31~60天	61天~半年	半年~1年	1~2年	2~5年	5~10年	10年以上	合计
例数	2	3	8	15	26	14	8	2	78
（%）	2.56	3.85	10.26	19.23	33.33	17.95	10.26	2.56	100

病程最短者7天，最长者22年，以半年至5年者最多，为

55例，占70.51%（表2-3-1-4）。

（六）皮肤关节损害情况

皮肤有结节红斑者38例，占48.72%，而且以下肢多见。有1例全无结节红斑，但全身出现小脓疹（毛囊炎）。有关节炎者18例，占23.08%，以膝关节居多。

（七）前阴损害情况及主要症状

溃疡的最长直径小于1cm者34例，占43.59%，最长直径1~2cm者27例，占34.62%，2~3cm者10例，占12.82%，3~4cm者5例，4~5cm者1例，5~6cm者1例，局部主要症状为触痛与发痒，触痛为主者40例，瘙痒为主者13例，痛痒并见者25例。

（八）局部损害反复发作情况

表2-3-1-5 各病损部位反复发作比较

病损部位	口腔	前阴	眼	皮肤
总例数	66	78	17	39
反复例数	61	62	12	26
百分率（%）	92.42	79.49	70.59	66.67

以口腔溃疡反复发作率最高为92.42%，显著高于外阴溃疡的复发率79.49%（$x^2=4.80$，$p<0.05$）、眼部损害复发率70.59%（$x^2=6.08$，$p<0.05$）、皮肤损害复发率66.67%（$x^2=11.45$，$p<0.01$）。而外阴与眼、皮肤三者之间的复发率皆无显著性差异（$p>0.05$）（表2-3-1-5）。

（九）患者初潮年龄分布

表2-3-1-6　患者初潮年龄分布

初潮年龄	11	12	13	14	15	16	17	18	19	20	合计
例数	1	3	9	26	17	13	4	2	1	2	78
（%）	1.28	3.85	11.54	33.34	21.79	16.67	5.13	2.56	1.28	2.56	100

初潮年龄最小11岁，最大20岁，平均年龄14.79±1.67岁。与山西省1979年对20035例妇女月经生理常数的调查报告中记载的平均初潮年龄16.09岁相比，显著降低（u=6.84，p<0.01）（表2-3-1-6）。

（十）诱发因素

表2-3-1-7　诱发因素

诱因	季节性				月经周期			外感发烧	劳累	精神刺激	饮水较少	性交以后	磺胺过敏	不明确	记载不清	合计
	春	夏	秋	冬	前	中	后									
例数	23	2	3	5	1	3	1	8	3	3	7	4	3	4	8	78
%	29.49	2.56	3.85	6.41	1.28	3.85	1.28	10.26	3.85	3.85	8.99	5.13	3.85	5.13	10.26	100

与季节有关者33例，占42.31%；与月经周期有关者5例，占6.41%；与感冒发烧有关者8例，占10.26%（表2-3-1-7）。

（十一）全身症状

急性发作者，全身症状较重，有发烧，头痛，乏力等，本组资料有4例占5.13%。慢性发作者全身症状轻，多有心烦，食欲不振，周身不适，部分有低热，有74例，占94.87%。

（十二）与结核病关系

78例中有23例有结核病史，占29.49%，其中结核菌素试验强阳性有11例。

三、讨论

本组资料结果表明，女性白塞病好发年龄为15~44岁，多在行经年龄发病，平均初潮年龄显著降低，提示该病的发生与卵巢内分泌功能有关。有的患者在月经前后或月经期间复发，亦说明该病与卵巢内分泌功能有一定关系。在15~44岁组中，又以35~44岁组的构成比最高，这可能与该组为中年妇女，此阶段劳动强度、精神负担都比较重，因而会诱发该病的发生，所以体力劳动者的构成比亦较高，精神刺激亦可成为诱发因素。前阴受损以小阴唇居多，可能与性生活有关，故有的患者性生活为复发的原因，已婚妇女多于未婚者，亦可能与此有关。诱发因素的季节性主要与春季有关，是否与春季花粉等易致敏，有待深入研究。病损的先发部位与复发率均以口腔为最，这可能与口腔每日进食，接受刺激较多有关。

第二节　白塞病的中医治疗

白塞病，又称口-眼-生殖器综合征，是以反复发作的口、眼、生殖器和皮肤损害为特征的细小血管炎。白塞病病因不明，与感染、免疫、遗传、环境因素等密切相关。白塞病的病情虽变化多端，但从中医角度分析其基本病机是阴虚火旺、血中郁热，与卫气不固有关，辨证可以分为以下证型。

一、肝经湿热型

（1）临床特点：主要表现为眼与生殖器病变，口腔溃疡较轻。有外阴溃疡与虹膜睫状体炎。目赤，分泌物多。外阴溃疡较多或面积较大，触痛明显。此型往往合并有宫颈糜烂、附件炎或阴道炎。患者口苦，发热，右胁不适，小便黄赤，黄带多。脉弦数，舌质红，苔黄腻，春秋季容易发病与复发。

（2）治则：清肝利湿

（3）方药：茵陈30g，黄芩15g，杭菊花15g，金银花30g，车前子30g，黄柏10g，栀子10g，蒲公英30g。

二、中虚脾热型

（1）临床特点：此型以复发性口腔溃疡为主，往往食欲不振，大便稀溏，形体消瘦，口唇红，多数有慢性结肠炎。精神不振，胃肠不适。脉沉弱，舌质淡红，苔薄黄。

（2）治则：益气清脾，补土伏火。

（3）方药：党参15g，白术20g，炒薏仁30g，川黄连10g，炒乌梅20g，甘草10g，生山药15g，甘松10g，茯苓15g。

三、肾虚火浮型

（1）临床特点：以眼部症状与复发性口腔溃疡为主，而且合并有慢性咽炎。口干欲饮，经常咽痛，眼干涩，素体阳虚，怕冷，腰困，小便清长，尿频。脉沉，双尺无力，应指不明。舌质红，有齿痕，苔黄。

（2）治则：滋水温肾、引火归原。

（3）方药：熟地30g，山药30g，玄参15g，丹皮10g，黄连10g，肉桂6g，川牛膝10g，菊花10g，白蒺藜15g，黄芩10g，甘草10g。

四、湿热蕴毒型

（1）临床特点：患者有眼、口、生殖器等局部病变，体温较高，血沉快，白细胞计数较高。虹膜睫状体炎，外阴溃疡较重。头晕，口渴，乏力，心烦，不欲饮食。脉洪数，舌质红，苔黄腻。

（2）治则：清热解毒利湿。

（3）方药：蒲公英30g，柴胡10g，黄芩15g，黄连10g，生地30g，生石膏30g，金银花30g，车前子30g，黄柏15g，甘草10g，木贼10g。

五、血瘀化热型

（1）临床特点：皮肤过敏或皮肤有结节红斑，外阴、口腔溃疡反复出现，眼睛干涩，皮肤易痒，关节痛，手脚心热。吃辛辣刺激性食物易致复发。脉弦数，舌质暗红有瘀点，苔黄厚。

（2）治则：逐瘀凉血。

（3）方药；当归15g，赤芍15g，丹皮10g，生地30g，黄芩15g，黄连10g，桃仁10g，红花10g，苦参10g，川芎10g，甘草10g，地龙10g。

六、肝肾阴虚型

（1）临床特点：此型大部分有结核病史，结核菌素试验部分为强阳性。局部病变以复发性口腔溃疡为主。患者眼干涩，视物模糊，头晕耳鸣，五心烦热，口干欲饮，腰膝酸困，性生活及月经期易致外阴溃疡复发。皮肤过敏，划痕反应阳性，吃辛辣食物及冬季易于复发。脉沉细，舌质红，苔少或呈镜面舌。

（2）治则：补肝阳，滋肾阴。

（3）方药：生地30g，石斛15g，山药30g，黄柏15g，乌梅20g，玄参15g，枸杞子12g，女贞子12g，黄精15g，甘草15g，知母10g。

第三节　当归六黄汤加减治疗白塞病疗效分析

白塞病的表现是以反复发作的口、眼、生殖器和皮肤损害为特征，其病情虽变化多端，但基本病机与阴虚火旺、血中郁热与卫气不固有关。用当归六黄汤加减治疗白塞病，有较好的效果。现报道如下。

一、临床资料

（一）基本情况

本组均为门诊患者，78例均为女性，年龄14~60岁，平均

33.72±10.23岁。已婚60例，未婚18例。本组病例均有外阴溃疡，小阴唇溃疡50例（占64.10%），大阴唇溃疡8例，大、小阴唇均有溃疡16例，尿道口溃疡3例，阴道壁溃疡1例。病程7天~22年，平均2.17±3.47年。皮肤有结节红斑者38例，以下肢多见，有1例全身皮肤泛发小脓疹。关节炎以膝关节居多。发病与季节有关者33例，占42.31%。23例有结核病史，血沉增快者31例，有过敏史者47例。诊断均符合上海第一医学院、天津医学院主编《妇产科学》中有关标准（第1版.北京：人民卫生出版社，1980：312）。

（二）辨证分型

1.肝经湿热型：主要表现为眼与生殖器病变，口腔溃疡较轻。目赤，分泌物多，小便黄，黄带多，脉弦数，舌质红，苔黄腻，此型16例。

2.肝肾阴虚型：以复发性口腔溃疡与外阴溃疡为主，大部分有结核病史，头晕耳鸣，五心烦热，口干欲饮，腰膝酸软，皮肤易过敏，脉沉细，舌质红，苔少或呈镜面舌；此型29例。

3.中虚脾热型：以复发性口腔溃疡与眼部病变为主，伴有乏力，食欲不振，大便稀溏，口唇红，脉沉弱，舌质淡红，苔薄黄；此型13例。

4.血瘀化热型：外阴、口腔溃疡反复出现，皮肤高度过敏或结节红斑较重，关节疼痛，手足心热，脉弦数，舌质红暗有瘀点，苔黄厚；此型20例。

二、治疗方法

方药组成：当归15g，生地20g，熟地10g，黄芩10g，黄连10g，黄柏10g，黄芪15g。肝经湿热型去熟地加龙胆草9g，茵陈30g，车前子30g，杭菊花10g。肝肾阴虚型加枸杞子15g，知母10g，山药30g，山萸肉15g。中虚脾热型加党参15g，白术15g，茯苓15g，炒薏仁30g。血瘀化热型加丹皮10g，地龙10g，红花10g，忍冬藤30g。每日1剂，水煎分2次服。服药期间停用其他药物。1个月1疗程。忌食辛辣刺激性食物，避免过度紧张与劳累。1个疗程结束后评定疗效，部分病例2个疗程结束后评定疗效。

三、结果

（一）疗效评定标准

1.显效：症状、体征消失，有复发史者复发间隔较过去延长3倍以上仍未复发，无复发史者1年内未再复发；

2.有效：症状、体征基本消失，复发间隔延长2倍以上，无复发史者0.5年内未再复发；

3.效差：症状、体征好转，但易复发；

4.无效：症状、体征无变化。

（二）总疗效

78例中，显效56例，占71.79%；有效9例，占11.54%；效差7例，占8.98%；无效6例，占7.69%。显效加有效率83.33%。

（三）疗效分析

1.疗效与辨证分型的关系：肝经湿热型 16 例，显效 11 例，占 68.75%；肝肾阴虚型 29 例，显效 26 例，占 89.66%。中虚脾热型 13 例，显效 12 例，占 92.31%；血瘀化热型 20 例，显效 7 例，占 35.00%。前 3 型的显效率之间无显著性差异（p>0.05），但 3 者与血瘀化热型比，差异均有显著性（p<0.05）。

2.疗效与年龄的关系：14~40 岁组 64 例，显效 42 例，占 65.63%；41~60 岁组 14 例，显效 14 例，占 100%，差异有高度显著性（p<0.01）。

3.疗效与婚姻的关系：已婚 60 例，显效 39 例，占 65.00%；未婚 18 例，显效 17 例，占 94.44%，差异有显著性（p<0.05）。

4.疗效与病程的关系：病程 7 天~1 年者 28 例，显效 27 例，占 96.43%；病程 >1 年者 50 例，显效 29 例，占 58.00%，差异有高度显著性（p<0.001）。

5.疗效与疗程的关系：治疗 1 个疗程者 43 例，显效 24 例，占 55.81%；治疗 2 个疗程者 35 例，显效 32 例，占 91.43%，差异有高度显著性（p<0.001）。

四、讨论

当归六黄汤是李东垣治疗血中有热、卫气不固而自汗盗汗的处方。白塞病的病情虽变化多端，但基本病机亦是阴虚火旺、血中郁热与卫气不固。治疗该病的关键乃是免疫调节因素，应以不同阶段不同辨证特点加减药物来调节免疫功能。当归六黄汤本身就是一种双向免疫调节剂。方中当归、熟地、黄芪都可增强免疫功能；生地、黄芩、黄连、黄柏都可抑制免疫功能。不同证型的显效率有别，可能与增强及抑制免疫的药物比例不同有关。

（原载《中国中西医结合杂志》1995年第7期）

第四节　参芪四物汤治疗慢性乙型肝炎及对T细胞亚群的观察

慢性乙型肝炎是由乙肝病毒引起。人体免疫系统在慢性乙型肝炎病程的发展和转归中发挥着重要作用。中医对慢性乙型肝炎的治疗进行了诸多研究。我们用参芪四物汤治疗慢性乙型肝炎45例，疗效比较满意，并作了外周血T细胞亚群及B细胞的检测，现报道如下。

一、临床资料

本组45例病例均系门诊患者，均符合1990年全国病毒性肝炎会议修订的肝炎诊断标准。其中，男27例，女18例，年龄21~57岁，病程1~12年。慢性迁延性肝炎29例，慢性活动性肝炎16例。B超发现肝脾肿大者31例，肝功能TTT、ZnTT不正常者32例，ALT增高者37例，A/G比例倒置者4例。黄疸指数在10单位以上者5例。乙型肝炎病毒血清学标志ELISA法检测：HBsAg、HBeAg、抗–HBc均为阳性，抗–HBs、抗–HBe均为阴性。大多数患者舌质红暗、脉弦细。另选32例健康人作对照组，其中男20例，女12例，年龄20~51岁，性别、年龄组间无显著性差异，具有可比性。

二、观察与治疗方法

本组患者均口服参芪四物汤煎剂，每日1剂，3个月为1疗程。服药期间停用其他药物。参芪四物汤方药组成：党参15g，黄芪15g，生地15g，赤芍15g，当归15g，川芎10g。治疗前后作临床、B超及实验室检查，并作T细胞亚群与B细胞检测。采用单克隆抗体间接免疫荧光技术检测T细胞亚群。

三、疗效标准及结果

（1）疗效标准：基本治愈：自觉症状消失，肝脾肿大缩小，肝功能检查在正常范围。HBsAg转阴，HBeAg消失或抗-HBe出现或者抗-HBs转为阳性。显效：主要症状消失、肝脾肿大无进展，肝功能检查在正常范围或下降至正常值的1倍以内，HBeAg转阴或下降接近正常或出现抗-HBe、抗-HBs。有效：主要症状与体征明显好转，肝功能指标下降1/2以上，HBsAg、HBeAg下降1~5个滴度。无效：治疗后未达到有效标准者。

（2）近期疗效：45例中，基本治愈16例，占35.56%；显效15例，占33.33%；有效9例，占20.00%。有效率为88.89%。

（3）治疗前与正常人外周血T细胞亚群及B细胞比较：表2-3-4-1示，慢性乙型肝炎患者治疗前外周血中CD_3^+T

细胞、CD_4^+T细胞百分率与CD_4/CD_8比值均较正常人显著降低（P<0.01），而CD_8^+T细胞与B细胞百分率却显著升高（P<0.01）。

表2-3-4-1　乙肝患者治疗前T细胞亚群及B细胞检测结果与正常人比较

	正常人组（32例）M±SD	乙肝组（45例）M±SD
CD_3^+T细胞（%）	61.82±6.21	56.33±7.16
CD_4^+T细胞（%）	45.71±6.56	40.12±6.87
CD_8^+T细胞（%）	28.91±5.71	36.70±7.60
CD_4/CD_8	1.61±0.33	1.21±0.35
B（%）	16.01±6.34	20.19±7.20

（4）乙肝患者治疗前后T细胞亚群及B细胞的变化情况；表2-3-4-2提示，治疗后CD_3^+T细胞、CD_4^+T细胞的百分率与CD_4/CD_8比值较治疗前显著回升（P均<0.01），CD_8^+T细胞及B细胞的百分率亦显著下降（P分别为<0.01、0.05）。

表2-3-4-2　45例慢性乙型肝炎患者治疗前后外周血T细胞亚群与B细胞比较

	治疗前M±SD	治疗后M±SD
CD_3^+T细胞（%）	56.33±7.16	59.83±5.13
CD_4^+T细胞（%）	40.12±6.87	43.96±6.12
CD_8^+T细胞（%）	36.70±7.60	32.15±7.34
CD_4/CD_8	1.21±0.35	1.49±0.31
B（%）	20.19±7.20	17.23±6.24

四、讨论

慢性乙型肝炎患者，早期易出现肝经湿热、肝气郁滞等证候。日久，则易出现脾土虚衰与阴血不足等现象。脾弱则致气虚，气虚又易致血瘀。在慢性乙型肝炎患者中，肝组织都有不同程度的损伤与T淋巴细胞在肝内的浸润，而且细胞毒性T细胞在肝内的浸润随肝脏病变程度的加重而增加。从微观辨证来看，这亦是血瘀的表现，外周血中T细胞亚群与B细胞百分率与正常人之显著差异又提示了血虚。本方以党参、黄芪健脾益气，以四物汤养血活血，气血双补使微循环得以改善。关于CD_4^+T细胞与CD_8^+T细胞变化之原因，可能与HBsAg持续存在对这两种细胞的变化起主要作用。而机体免疫功能低下或抑制性T细胞（Ts）缺陷是造成这种持续感染的原因，另一方面由于Ts功能缺陷以致不能有效控制B细胞的免疫活性，B细胞得以产生抗肝细胞抗体，持续发生自身免疫过程。参芪四物汤治疗后，使外周血中T细胞亚群及B细胞百分率发生了显著改变，因而提示本药在调节机体免疫功能方面起了重要作用。它可能是增强了机体清除病毒的能力，亦可能是增强Ts的功能而间接地抑制了肝细胞的自身免疫。

（原载《中医杂志》1995年第9期）

第五节　半夏白术天麻汤治疗癫痫的疗效观察

我们采用半夏白术天麻汤治疗癫痫患者41例取得满意疗效，并做了患者外周血T细胞亚群与白细胞介素2受体（IL–

2R）的观察，现报道如下。

一、临床资料及诊断标准

本组病例均为门诊患者，共41例，男22例，女19例；年龄7~18岁，平均11.20±3.03岁；病程1~5年，平均3.05±1.44年。原发性癫痫25例，继发性癫痫16例。强直—阵挛性发作21例，失神性发作12例，单纯部分发作4例，混合发作4例。所有病例均有典型的癫痫发作史，大部分近期发作较频，脑电图检查异常。诊断标准采用国际癫痫分类标准。

二、治疗与检测方法

（一）治疗方法

半夏白术天麻汤（以下简称中药）方药组成：法半夏10g，天麻10g，白术15g，黄芪15g，党参15g，茯苓15g，麦芽30g，陈皮10g，苍术10g，炒神曲15g，泽泻10g，黄柏10g，干姜6g。水煎服，日1剂。此方系12岁以上剂量，9~12岁服2/3量，6~9岁服1/2量。就诊前服西药在1个月以内者，停服西药；如服西药在1个月以上者，则在1个月内逐渐减量至停药，减量的同时加服中药。本组单纯服中药者23例，由西药改服中药者18例。4个月为1个疗程，疗程开始后停用其他疗法，西药改服中药者在完全撤去西药后开始计算疗程。

（二）观察方法

疗程开始前先作外周血T细胞亚群与IL-2R检测，1疗程结束后观察临床症状及T细胞亚群与IL-2R的变化。并以20名年龄相仿的体检正常健康者作T细胞亚群与IL-2R检测为对照组，男11例，女9例。两组之间年龄与性别无显著性差异。

（三）T细胞亚群及IL-2R的检测方法

采用单克隆抗体间接免疫荧光技术检测法。取被检静脉血1.5~3ml，用肝素抗凝，用等量HanKs液（无Ca^{2+}、Mg^{2+}）稀释后置淋巴细胞分离液上，再以2000转/分离心2分钟，然后吸取淋巴细胞层，再用HanKs液（无Ca^{2+}、Mg^{2+}）洗涤3次，调整细胞至5×10^{6}/ml。取50μl加入塑料反应板孔中，每孔分别加入抗人淋巴细胞单克隆抗体（测T细胞亚群加入WuT_3、WuT_4、WuT_8，测IL-2R则加入Wu-Tac，均为武汉生物制品所供给）。混匀后，置于4℃冰箱30分钟后取出反应板，加入含0.1%叠氮钠、2%小牛血清的HanKs液洗涤3次，加1：16的50μl二抗（FITC标记的兔抗鼠IgG，武汉生物制品所供给），置4℃冰箱30分钟，再用HanKs液（无Ca^{2+}、Mg^{2+}）洗涤3次后，取混悬液滴于玻片上，在日本产Olympus荧光显微镜下计数200个淋巴细胞中的荧光阳性细胞，计算其百分率。

三、疗效标准与结果

（一）疗效标准

采用1979年青岛会议制订的全国统一标准。

（二）结果

临床疗效：41例中，显效19例，占46.34%；有效13例，占31.71%；效差3例，占7.32%；无效6例，占14.63%。

实验室检测结果：癫痫患者治疗前后及与正常健康人的T细胞亚群的检测结果见表2-3-5-1。

表2-3-5-1　正常组与癫痫组及治疗前后T细胞亚群比较（$\bar{x}\pm S$）

组　别	n	CD_3（%）	CD_4（%）	CD_8（%）	CD_4/CD_8
正常组	20	62.14 ± 5.30	43.81 ± 6.61	29.12 ± 5.11	1.63 ± 0.31
癫痫组　治前	41	54.14 ± 7.12 $^{\triangle\triangle\triangle}$	36.51 ± 5.72 $^{\triangle\triangle\triangle}$	23.49 ± 7.53 $^{\triangle\triangle}$	1.58 ± 0.35
治后		57.28 ± 6.88 $^{\triangle\triangle*}$	39.66 ± 6.73 $^{\triangle*}$	24.83 ± 6.17 $^{\triangle\triangle}$	1.64 ± 0.29

注：与正常组比较△$P<0.05$、△△$P<0.01$、△△△$P<0.001$，与治疗前比较*$P<0.05$。

附表提示，癫痫患者治疗前的CD_3^+T细胞、CD_4^+T细胞、CD_8^+T细胞的百分率均较正常组低，差异有显著性（$P<0.001$、0.001、0.01），而CD_4/CD_8比值与正常组的差异却无显著性（$P>0.05$）。经用半夏白术天麻汤治疗后，除CD_8^+T细胞的百分率与治疗前比差异变化不大外（$P>0.05$），CD_3^+T细胞，CD_4^+T细胞的百分率均显著升高，差异显著（$P<0.05$），但治疗后与正常组比较，仍未恢复到正常健康人水平，差异仍有显著性（$P<0.01$、0.05）。

白细胞介素2受体检测结果：41例癫痫患者治疗前IL-2R值为8.11 ± 4.95，比正常组（3.01 ± 0.92）显著升高（$P<0.001$）；治疗后IL-2R值为4.87 ± 3.30，比治疗前显著降低（$P<0.01$），与正常组比较，差异仍显著（$P<0.05$）。

四、讨论

李东垣以半夏白术天麻汤治疗痰厥头疼。我们认为痰厥头疼与癫痫在病机上似有相同之处，二者均以痰邪为患。所以治痫证必须从痰着手。脾为生痰之源，治痰必先治脾，故加大原方中的黄芪、党参（原人参改用党参）、茯苓、白术用量，以利除痰，并对其他药物的剂量作了适当调整，以加强理气化痰熄风镇痉作用。

近年来，国内外学者都认为癫痫与患者的免疫功能紊乱有关，本组病例的免疫检测结果亦支持这一观点。白细胞介素2受体有两种，即存在于细胞表面的膜受体及游离的可溶性受体，后者可与前者竞争结合白细胞介素-2（IL-2），中和活化T细胞周围过多的IL-2，起到免疫调控作用。IL-2是体内NK细胞的主要调节因子，但IL-2对NK细胞发挥功能却有赖于细胞表面IL-2R的表达。癫痫患者不仅IL-2R增高，而且CD_3^+T细胞、CD_4^+T细胞、CD_8^+T细胞的百分率亦显著下降，说明该病与细胞免疫功能紊乱亦有关。经服半夏白术天麻汤后不仅临床症状明显好转，而且CD_3^+T细胞、CD_4^+T细胞的百分率显著回升，IL-2R亦显著下降，结果说明，半夏白术天麻汤在调节癫痫患者的免疫功能紊乱方面起了重要作用。据报道，黄芪具有增强或调节免疫功能的作用。党参、白术、茯苓对细胞免疫及体液免疫均有促进作用，而黄柏、苍术、泽泻都有免疫抑制作用。可以认为，半夏白术天麻汤具有双向免疫调节功能。

（原载《中国医药学报》1995年第3期）

第六节　肩舒汤治疗肩周炎的序贯试验

用自拟中药煎剂肩舒汤治疗肩周炎28例，经用序贯试验证明，显效率达90%，并显著优于口服药芬必得，结论错误的概率≤0.01。疗效比较满意，现报道如下。

一、临床资料

（一）一般情况：本病例均为门诊患者。年龄46~67岁，平均56.31±5.32岁。病程1~12年，平均3.22±2.65年。

（二）诊断标准及治疗方法：诊断标准参照全国高等医药院校教材《外科学》第三版肩周炎诊断标准。X线拍片无特殊变化，偶可见关节肱骨大结节皮质密度增高，骨质密度减低。肩部疼痛，功能活动明显受限。治疗以口服肩舒汤1日1剂，水煎服。20天为1个疗程。方药组成：生地30g、薏苡仁60g、石斛15g、车前子15g、天门冬10g、石菖蒲10g、漏芦10g、柏子仁15g、葛根20g、吴茱萸6g、细辛3g、白芍10g。

（三）疗效标准与对照观察方法：用药后症状完全消失或症状消失2/3以上则为显效，否则为无效。取病情相似，年龄相近的患者作为对照，以口服芬必得胶囊为对照药。每次600mg，1日2次，病重者可加至每次900mg，1日2次（早晚服）。服试药与对照药时停用其他药物。用药20天后比较两种疗法的优劣。

二、试验方法

（一）以开放型单向质反应序贯试验观察肩舒汤的疗效

试验标准：①试药的治疗显效率 $P \leqslant P_0 = 45\%$ 拒绝试药；②试药的显效率 $P \geqslant P_1 = 90\%$ 接受试药；③假阳性率 $\alpha = 0.01$，假阳性率 $\beta = 0.01$。根据试验标准 P_0、P_1 与 α、β 4个值，查质反应单向序贯试验边界系数表，找出边界系数 a、b 值，由此可得出两直线方程：

上界（接受界限）U：$y = a + bn = 1.92 + 0.711n$

下界（拒绝界限）L：$y = -a + bn = -1.92 + 0.711n$

用方格坐标纸画出 U 与 L 直线，横坐标 n 代表病例数，纵坐标 y 代表显效病例数（见图 2-3-6-1）。若该病例显效，则从坐标 O 点起向东北方向划一格斜对角线段；若无效，从 O 点向正东方向划一格水平线段。继而从上例所划线段的终点起，根据试验结果，以同一方法划线段。当试验线触及上界 U 时，表明结果应以标准②作结论，接受试药，试验结束；当试验线触及下界 L 时，表明结果应以标准①作结论，拒绝试药，试验结束。当试验线段不接触 U 亦不接触 L 时，表示结果还不能肯定，还需继续试验。

（二）以开放型单向质反应配对序贯试验观察肩舒汤与对照药疗效的优劣

若试药显效，对照药无效，或二者均显效，但试药优于对照药，则该患者的试验为试药优对照药差，以"S"表示优，"F"表示差，记为"SF"；若试药无效而对照药显效或二者均显效，但对照药优于试药，记"FS"；若二者都显效而且显效的程度相同或都无效，分别记为"SS"与"FF"。前两种结果称为不同对，后两种称为相同对。序贯试验用不同对，剔去相同对。

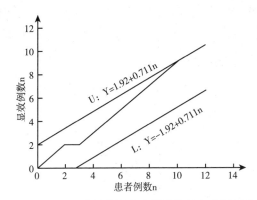

图2-3-6-1 肩舒汤治疗肩周炎的单向序贯试验

试验标准：

1.若"SF"数/"FS"数 $=\gamma_1=2.5$ 时，接受试药；

2.若"SF"数/"FS"数 $=\gamma_0=1$ 时，拒绝试药。前者说明试药优于对照药，后者说明试药不优于对照药。

3.假阳性率 $\alpha=0.01$，假阴性率 $\beta=0.01$。

根据试验标准 γ_1、γ_0 与 α、β 4个值，查质反应单向配对序贯试验边界系数表，找出边界系数 a、b 值，由此可得出两直线方程：

上界（接受界限）U：$y=a+bn=5+0.62n$

下界（拒绝界限）L：$y=-a+bn=-5+0.62n$

以方格坐标纸作图，横坐标n与"SF"数+"FS"数，纵坐标y与"SF"数（见图2-3-6-2）。若第一个患者试验"SF"，则从坐标的O点起向东北方向划一格斜对角线段；若是"FS"，则由O点向正东方向划一格水平线段。当试验线触及上界U时，以标准①作结论，接受试药，试验结束；当试验线触及下界L时，表明结果应以标准②作结论，拒绝试药，试验亦结束。当试验线段不接触U亦不接触L时，表明结果尚不能肯定，还需继续试验。

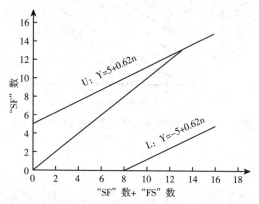

图2-3-6-2　肩舒汤治疗肩周炎的配对序贯试验

三、结果

图2-3-6-1表明，试验至第10例时，试验线接触U，其中显效9例，无效1例，接受试药，说明试药显效率可达90%，误认为显效的概率不超过1%。图2-3-6-2表明，试验至不同对为13对，试验线触及U，实际共试验18对，"SF"为13，"FS"为0，剔去"FF"1对，"SS"4对，接受试药，说明试药优于对照药，结论错误的概率不超过1%。

四、讨论

肩关节周围炎是肩关节周围的关节囊，软组织损伤退行性变化等引起的慢性炎性反应。属祖国医学的"痹证"范畴。在病证、病机上多由气血不足，卫阳不固，腠理疏松，风寒湿邪气乘虚而入所致。由于邪阻经络，气血瘀滞而为痹证。肩舒汤中12味药，在《神农本草经》中，均记载有"除痹"功能，但一般人们未重视此作用。本汤药中，抛开众所熟知的用法，而专验其除痹之效，确收到较满意的效果。《神农本草经》曰：生地可"逐血痹，填骨髓，长肌肉，作汤，除寒热积聚，除痹"；薏苡仁"主筋急，拘挛，不可屈伸，风湿痹"；石斛可"除痹"；车前子"止疼，利水道小便，除湿痹"；天门冬"主诸暴风湿偏痹，强骨髓"；石菖蒲"味辛温，主风寒湿痹"；漏芦主"湿痹"；柏子仁"除湿痹"；葛根主"诸痹"；吴茱萸"味辛温主湿中下气，止痛，除湿血痹，逐风邪，开凑理"；细辛除"风寒痹痛"；白芍"除血痹，破坚积"、"利小便"、"益气"。血脉瘀阻闭塞不通，曰之血痹，白芍补血，血旺则血痹坚积亦去。此外，《神农本草经读》云："痹者，脾病也，风寒湿三气而脾先受之，石斛甘能补脾，故能除痹"，同理，薏苡仁亦能健脾，此亦为除痹之理也。本方具有滋阴养血，温经利湿，祛风除痹的功能。

从现代医学角度看，生地对垂体——肾上腺皮质功能有兴奋或调节作用，可延缓肝脏对皮质激素的分解代谢，使血中皮质激素水平升高，还有解热镇痛作用，其镇痛强度与氨基比林相似。细辛、吴茱萸、白芍等亦均有镇痛作用，葛根可扩张血管，有祛除瘀滞，调畅血行的作用。

（原载《中国中医骨伤科》1995年第5期）

第七节　促肾壮骨汤治疗骨质增生的疗效观察

骨质增生是一种退行性病变，属祖国医学的"骨痹"范畴，在病机为本虚标实，在治疗上必须扶正祛邪。运用自拟的促肾壮骨汤煎剂治疗骨质增生疗效比较满意，现报道如下：

一、临床资料

本组103例均为门诊患者，其中颈椎病41例，腰椎增生32例，增生性膝关节炎30例。男57例，女46例。年龄48~69岁，病程6个月~14年。

二、治疗方法

（一）促肾壮骨汤方药组成：生地30g，薏苡仁60g，党参15g，白术15g，猪苓15g，何首乌15g，仙灵脾15g，杜仲10g，五味子12g，乌梢蛇10g，肉桂3g，熟附子6g（先煎30~60分钟），甘草6g。此为一剂量。

（二）使用方法：上述药物水煎服，一日一剂，每剂煎两次，早晚各服一次。30天为1个疗程，1个疗程结束后总结疗效。服药期间停用其他药物。

三、结果

总有效率80.58%。

四、讨论

骨质增生是一种退行性病变，属祖国医学的"骨痹"范畴。该病是本虚标实，在治疗上必须扶正祛邪。促肾壮骨汤以何首乌、杜仲补肝益肾，壮筋骨，益精血；以熟附子、肉桂、仙灵脾温肾壮阳，补命门之火；党参、白术、甘草补中益气；薏苡仁、猪苓健脾利湿；五味子益气生津；乌梢蛇祛风通络。生地除滋阴养血外，《神农本草经》记载还能"逐血痹，填骨髓，长肌肉。作汤，除寒热积聚，除痹"。故本方具有补肝肾，健脾益气，祛风通络、壮骨除痹之功效。

据现代实验研究表明，处方中的13味药有一个共同特点就是都有促进、兴奋或增强肾上腺皮质功能的作用，故取名"促肾壮骨汤"。党参、薏苡仁、五味子、熟附子、肉桂、仙灵脾均能促进、兴奋或增强肾上腺皮质功能，地黄、杜仲、甘草、猪苓对垂体——肾上腺皮质功能有兴奋或调节作用，地黄还可延缓肝脏对皮质激素的分解代谢，使血中皮质激素水平升高。何首乌具有类似肾上腺皮质激素样作用。此外，薏苡仁还有解热镇痛作用，其镇痛强度与氨基比林相似。

（原载《中国骨伤》1996年第4期）

第八节　调免升白汤治疗白细胞减少症临床疗效序贯试验

白细胞减少症是临床上的一种常见疾病，是抗癌化疗、放疗后最容易出现的毒副反应，治疗难度较大。白细胞的减少，主要是中性粒细胞的减少，而中性粒细胞减少与免疫功能异常有关。从调节免疫功能入手，筛选调免中药，结合辨证论治，用自拟中药调免升白汤治疗该病，收到了较好疗效，现报道如下。

一、临床资料

本组病例全部为门诊病例，患者在使用抗肿瘤药物甲氨蝶呤、环磷酰胺、氟脲嘧啶，接触毒物、氯霉素及不明原因后出现白细胞减少。患者年龄28~75岁，平均52.4岁；病程3个月至5年。全部患者均有不同程度的头晕、乏力、消化不良、便稀、怕风寒、易感冒等临床表现，舌质淡红，脉沉细。另选病情相近、年龄、性别、体质条件接近的患者为对照组。诊断标准：外周血白细胞计数总数低于4×10^9/L的患者。

二、方法

（一）治疗方法

口服调免升白汤。方药组成：黄芪30g，当归15g，巴戟天15g，女贞子15g，补骨脂10g，苦参10g，茜草15g，茴香

6g。水煎服，1日1剂，早晚各服1次。对照组口服利血生（江苏吉贝尔药业有限公司，批号：228803），每次20mg，每日3次，饭前口服。连续观察5周后，比较两组的优劣。观察期间停用对白细胞有影响的药物。

（二）试验方法

1.开放型单项质反应序贯试验对调免升白汤的疗效观察

（1）试验标准：①试药升白有效率$P \leqslant P_0=35\%$拒绝试药；②试药升白有效率$P \geqslant P_1=85\%$接受试药；③假阳性率$\alpha=0.01$，假阴性率$\beta=0.01$。

（2）上界和下界直线方程

据试验标准P_0、P_1、α、β 4个值，查质反应单向序贯试验边界系数表，得边界系数a、b值，由此得两直线方程：上界（接受界限）U：$Y=a+bn=1.95+0.623n$；下界（拒绝界限）L：$Y=-a+bn=-1.95+0.623n$。

（3）试验进程：用方格坐标纸画出n与Y直线，横坐标n代表病例数，纵坐标Y代表有效病例数（见图2-3-8-1（A））。若该例有效，则从坐标0点起向东北方向划一个斜对角线段。若无效，则从坐标0点起向正东方向划一个水平线段。继而从上例所划段终点起，根据试验结果以同一方法划线段。当试验触及上界U时，表示结果应以标准②作结论，接受试药，试药结束；当试验线触及下界L时，表示结果应以标准①作结论，拒绝试药，试验结束。当试验线不接触U又不接触L时，表示结果还不能肯定，还需要继续试验。

2.以开放型单向质反应配对序贯试验观察调免升白汤与对

照药临床疗效的优劣

若试药有效，对照药无效，或二者均有效，但试验药优于对照药，则该患者的试验为试药优对照药差。以"S"表示优，"F"表示差，记为"SF"；若试药无效而对照药有效或二者都有效但对照药优于试药，记为"FS"；若二者都有效而且有效的程度相同或都无效，分别记为"SS"与"FF"前两种结果称为不同对，后两种结果称为相同对，序贯试验用不同对，剔去相同对。

（1）试验标准①若"SF"数/"FS"数$=\gamma_1=2.5$时，接受试药；②若"SF"数/"FS"数$=\gamma_0=1$时，拒绝试药。前者说明试药优于对照药，后者说明试药不优于对照药。③假阳性率$\alpha=0.01$，假阴性率$\beta=0.01$。

（2）上界和下界直线方程

根据试验标准γ_1、γ_0与α、β 4个值，查质反应单向配对序贯试验边界系数表，得边界系数a、b值，由此可得两直线方程：上界（接受界限）U：$Y=a+bn=5+0.62n$；下界（拒绝界限）L：$Y=-a+bn=-5+0.62n$。

（3）试验进程：用方格坐标纸作图，横坐标n为"SF"数+"FS"数，纵坐标Y为"SF"数（见图2-3-8-1（B））。若第一个患者试验为"SF"，则从坐标的0点起向东北方向划一格斜对角线段，若是"FS"，则由0点向正东方向划一格水平线段。当试验线触及上界U时，以标准①作结论，接受试药，试验结束；当试验线触及下界L时，以标准②作结论，拒绝试药，试验结束。当试验线既不触及U亦不触及L时表示结果尚不能肯定，还需继续试验下去。

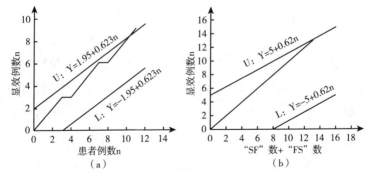

图2-3-8-1　调免升白汤治疗白细胞减少症临床疗效序贯试验

三、结果

1.疗效标准：调免升白汤治疗后白细胞计数达到4×10^9/L以上或治疗后比治疗前上升（$0.5 \sim 1$）$\times 10^9$/L，粒细胞绝对数$>1.5 \times 10^9$/L，而且临床症状亦有明显改善，并维持疗效直至停药后2周以上者，均为有效，否则为无效。

2.试验结果

图2-3-8-1（A）示，试验至第11例时，试验线接触U，其中有效9例，无效2例，接受试药，说明试药的有效率可达85%，误认为有效的概率不超过1%。

图2-3-8-1（B）示，当试验至不同对为13时，试验线触及U，实际共试验19对，其中"SF"为13对；"FS"为0，剔出"FF"2对，"SS"4对，接受试药，说明试药调免升白汤优于对照组药利血生，结论错误的概率不超过1%。

四、讨论

白细胞减少症主要是中性粒细胞的减少。自身免疫性粒细胞减少是自身抗体、T淋巴细胞或自然杀伤细胞作用粒系分化的不同阶段致骨髓损伤，粒细胞生成障碍。一般主要发生在感染和药物作用后免疫功能紊乱状态下。多有头晕、乏力、失眠、多梦等表现，部分病人可有反复感染。本病中医诊断多属气血俱虚，阴阳失和，脏腑亏损的疾病。故我们采用黄芪补气为君药，当归养血为臣，构成当归补血汤。佐以巴戟天、补骨脂补肾阳，助命门之火，火生脾土以益气；八角、茴香温阳散寒理气使补而不滞；苦参、女贞子以防补而过热之弊，苦参性寒、味苦、归心经，心能生血。女贞子滋阴益血又防苦参之燥；茜草入血去瘀，引经入肝，肝藏血；补骨脂、巴戟天补肾，肾主骨，骨生髓，髓生血。气血旺盛血脉通畅，则症状消除或缓解。

现代医学研究表明，黄芪对多种免疫因素均有调节作用，在体液免疫增强单核巨噬细胞的吞噬活性，刺激体细胞、自然杀伤细胞释放免疫活性物质，诱生干扰素和白细胞介素等。当归有良好的干扰素诱导活性，对免疫功能有促进作用，具有增加外周血白细胞、骨髓有核细胞数的作用，且在外周血白细胞减少和骨髓受到抑制时尤为明显。巴戟天有增加血中白细胞数的功能。补骨脂对粒细胞的生长有促进作用，能升高白细胞，对抗动物在注射环磷酰胺后引起的白细胞下降。八角、茴香能升高白细胞。女贞子有促进T细胞产生，增强体液免疫的作用，可使化疗或放疗后减少的白细胞升高。苦参中的氧化苦参碱对正常血的白细胞有升高作用，而且优于鲨肝醇，对射线和药物所致的白细胞减少也有一定疗效。茜草有升高白细胞的作用，可使环磷酰胺引起的白细胞降低明显升高。故诸药合用收到较好疗效。

（原载《中国中医药科技》2007年第6期）

主要参考文献

［1］列维·布留尔.原始思维［M］.北京：商务印书馆，1997.

［2］阿瑞提.S，钱岗南.创造的秘密［M］.辽宁人民出版社，1987.

［3］布洛克.西方人文主义传统［M］.生活·读书·新知三联书店，1997.

［4］Vercellini P，Sacerdote P，Panerai A E，et al. Mononuclear cell beta-endorphin concentration in women with and without endometriosis［J］. Obstetrics & Gynecology，1992，79（5（Pt 1））：743-6.

［5］《文学理论基础》编写组.文学理论基础［M］.上海文艺出版社，1985.

［6］Andersch B，Milsom I . An epidemiologic study of young women with dysmenorrhoea. Am J Obstet Gynecol 144：655-658［J］. American Journal of Obstetrics & Gynecology，1982，144（6）：655-660.

［7］Weed JC，Arquembourg PC.Endometriosis：can it produce

an autoimmune response resulting in infertility? Clin Obstet Gynecol，1980，23（3）：885–893.

［8］Wybran J，Appelboom T，Famaey J P，et al. Suggestive evidence for receptors for morphine and methionine–enkephalin on normal human blood T lymphocytes.［J］. Journal of Immunology，1979，123（3）：1068–70.

［9］爱因斯坦.物理学与实在［M］.商务印书馆，1977：345.

［10］蔡仪.美学演讲集［M］.长江文艺出版社，1985.

［11］陈国丰，徐轩.干祖望谈中医特色与疗效要旨［J］.中医药研究，1992（05）：14–15.

［12］陈少宗，丛华.人文主义与科学主义在中医现代化研究中的冲突［J］.医学与哲学，1998，19（12）：3.

［13］陈少宗.走出中西医结合研究中的误区——兼论中医学的发展方向［J］.医学与哲学，1996（05）：247–249.

［14］董纪林.傅山治法用药窥探［J］.山西中医，1985（04）：15–17.

［15］中共中央编译局.恩格斯 反杜林论［J］.人民出版社，1970：78–79.

［16］中共中央马列编译局.恩格斯 自然辩证法［J］.人民出版社，1971：178

［17］弗洛伊德，高觉敷.精神分析引论［M］.商务印书馆，1984.

［18］弗洛伊德.梦的解析［M］.中国民间文艺出版社，1986：116，148.

［19］弗洛伊德，孙恺祥.论创造力与无意识［M］.中国展望

出版社，1987：52-59.

［20］郭平清.也论中医学的形象思维［J］.医学与哲学，1986
（01）：22-24.

［21］国家药典委员会.中华人民共和国药典（2000年版）
［M］.化学工业出版社，2000.

［22］韩乾国.论中西医结合的过程与层次［J］.医学与哲学，
1999（06）：12-15.

［23］侯灿.医学科学研究入门［M］.上海科学技术出版社，
1981.

［24］黄绳武.傅青主女科评注［M］.湖北科学技术出版社，
1985.

［25］黄泰康.常用中药成分与药理手册［J］.中国医药科技出
版社，1994.

［26］黄宗诚，谷柯.必须重视盆腔淤血综合征的诊、治、防
［J］.现代妇产科进展，1994（04）：301-306.

［27］艾弗·格拉顿·吉尼斯，张燕云.心灵学：现代西方超
心理学［M］.辽宁人民出版社，1988.

［28］贾得道.从本世纪初至三十年代中西医论争中应吸取的教
训［J］.山西中医，1985（01）：38-41.

［29］蒋厚文.活血化瘀方药临床应用［M］.科学技术出版社，
1987.

［30］金德初.医学的性质及其在科学学中的定位［J］.医学与
哲学，1986（01）：14-16.

［31］毛泽东.矛盾论.2版［M］.人民出版社，1952.

［32］克洛德·贝尔纳，夏康农，管光东.实验医学研究导论

［M］.商务印书馆，1991.

［33］雷载权.中药学［M］.上海：上海科学技术出版社，
1995：288.

［34］李峰，付红波，安道昌等.论现代高科技在中药复方研究
中的应用［J］.医学与哲学，1998（08）：24–27.

［35］艾青.诗论［M］.人民文学出版社，1957.

［36］人民卫生出版社.灵枢经［M］.人民卫生出版社，1963.

［37］刘荣卿.中国医学的四个结合［J］.医学与哲学，1999
（01）：48.

［38］刘文英.梦的迷信与梦的探索［M］.中国社会科学出版
社，1989.

［39］刘正才，等.中医免疫［M］.第1版.重庆出版社，1983：
66.

［40］刘志华，崔应麟.中医急诊的误诊与预防［J］.中国误诊
学杂志，2004（08）：1161–1162.

［41］卢君健.中医现代化、科学化和中西医结合理论的探讨
［J］.医学与哲学，1999（03）：44–46.

［42］陆钦尧.益寿中草药选解［M］.人民卫生出版社，1987：
151.

［43］吕圭源.中药新产品开发学［M］.人民卫生出版社，
1997.

［44］骆和生.中药与免疫［M］.广东科学技术出版社，1982：
10–90.

［45］朱凤霞.论中医学的美学特色及教学［J］.医学与哲学，
1996（10）：50–51.

［46］别林斯基.别林斯基选集［M］.上海文艺出版社，1963.

［47］孟庆云.中医治法治则的科学内涵及发展［J］.中医杂志，1992（10）：8-10.

［48］明·张景岳.妇人规.罗元恺点注［M］.广东科技出版社，1984：299-322.

［49］明·万全.万氏妇人科［M］.湖北人民出版社，1983：16.

［50］南京中医学院医经教研组.内经辑要［M］.科技卫生出版社，1959.

［51］聂精葆.科学主义笼罩下的20世纪中医——兼论中医是否是科学［J］.医学与哲学，1995（02）：62-66.

［52］彭庆星，凌立坤.模糊医学的实质及其创造性特征［J］.医学与哲学，1983（11）：23-25.

［53］彭瑞聪.积极开展医学哲学问题的研究［J］.医学与哲学，1980（02）：1-3.

［54］清·唐容川.血证论［M］.上海人民出版社，1977

［55］邱鸿钟.论中医的科学精神和人文方法［J］.中医文献杂志，1999（01）：48.

［56］邱仁宗.关于临床判断［J］.医学与哲学，1984（10）：19-21.

［57］荣格.人及其象征［M］.河北人民出版社，1989.

［58］阮芳赋.医学逻辑入门［M］.人民卫生出版社，1986.

［59］山东省人民医院等主编.实用妇科学［M］.第1版.山东科学技术出版社，1978：466-459.

［60］沈丕安.现代中医免疫病学［M］.人民卫生出版社，2003：87+96+133+101+155.

［61］沈金鳌.妇科玉尺［M］.上海科学技术出版社，1985：2.

［62］宋·陈自明，原著，明·薛已，校注.《校注妇人良方》
注释［M］.江西人民出版社，1983：218.

［63］宋元人.四书五经（上册）［M］.中国书店出版社，1985.

［64］苏应宽.新编实用妇科学［M］.山东科技出版社，1995：
657–662.

［65］孙红，张惜阴.盆腔静脉瘀血症［J］.中国实用妇科与产
科杂志，1999（10）.

［66］汤新.卵巢子宫内膜异位囊肿破裂误诊22例分析［J］.
中国误诊学杂志，2005，5（002）：328.

［67］王朝闻.美学概论［M］.人民出版社，1981：115–200.

［68］韦黎."中西医结合"定义的研究［J］.中国医药学报，
1995.

［69］卫生部.中药新药临床研究指导原则［S］.第1辑.267–269.

［70］翁维良，房书亭.临床中药学［M］.河南科学技术出版
社，1998：841.

［71］吴咸中.21世纪的中西医结合［J］.医学与哲学，1999
（06）：1–3.

［72］夏廉博.医疗气象学［M］.知识出版杜，1984：70–84.

［73］徐端正.医学序贯试验［M］.上海科学技术出版社，
1979：16–54.

［74］徐志锐.周易大传新注［M］.齐鲁书社，1986：419–429.

［75］许慎撰.说文解字［M］.中华书局出版，1979.

［76］严金海.中医概念分析［J］.医学与哲学，1999，20
（6）：3.

［77］杨荫隆.西方文论家手册［M］.时代文艺出版社，1985：120-121.

［78］易健，王先霈.文学概论［M］.湖南教育出版社，1983：404-410.

［79］张景岳.妇人规［M］.广东科技出版社，1984：2.

［80］张小远.关于疾病发生发展的中介问题［J］.医学与哲学，1983（09）：9-10.

［81］张宣平.科学理论的潜结构［M］.华中理工大学出版社，1992：61.

［82］赵树仪.妇女月经病的诊治［M］.科学技术文献出版社，1987.

［83］赵秀琴，李建英，常存库.中医文化理念与中药开发战略［J］.医学与哲学，1997（12）：32-33.

［84］郑虎占，董泽宏，佘靖.中药现代研究与应用［M］.学苑出版社，1998.